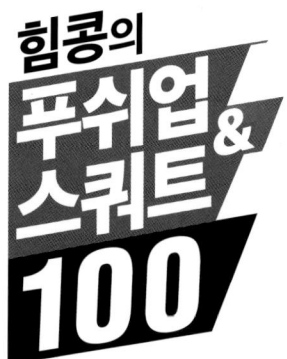

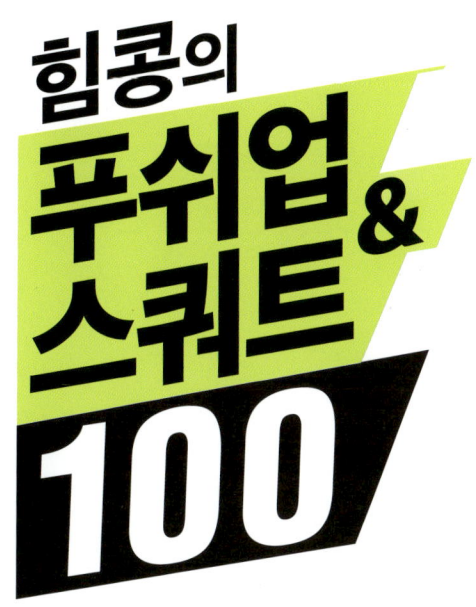

유석종·김성현 지음

비타북스

PROLOGUE

맨몸운동으로도
충분히 멋진 몸을 만들 수 있다!

되돌아보면 정말 기적 같은 일이다. 학창시절 키 150cm, 몸무게 50kg의 왜소함의 상징이었던 내가 40만 명에 가까운 사람들에게 운동하는 방법을 가르쳐주고, 열심히 운동하면 나처럼 될 수 있다고 응원하고 있으니 말이다.

내가 본격적으로 운동을 하기 시작한 건 군대에서였다. 체대 입시를 준비하면서도 운동을 하긴 했으나, 그건 눈앞에 목표가 있었기 때문에 짧고 굵게 몸을 만들었다. 그러고서 군대를 갔는데 어렵게 만들어놓은 몸이 금방 망가졌다. 몸을 만드는 건 오래 걸리지만 망가지는 건 순식간이었다. 입대했을 때 입었던 옷이 휴가를 나갔을 때 입으려니 사이즈가 맞지 않고, 친구들은 군인이 체질이냐고 놀릴 정도로 몸은 나날이 불어갔다. 이렇게는 더 이상 안 되겠다 싶어서 기초 체력 훈련 시간에 맨몸운동을 시작했다.

가장 기본적인 게 푸쉬업과 스쿼트였다. 하루에 푸쉬업 100개, 스쿼트 100개를 목표로 두고, 유난히 지치고 힘든 날은 단 10개라도 반드시 했다. 그렇게 두어 달이 지났을까. 몸이 점점 가벼워지고, 기초 체력도 좋아지는 게 느껴졌다. 운동 기구를 가지고 운동하는 것보다 전체적인 맵시도 좋아지고, 몸 밸런스도 맞춰졌다. 무엇보다 언제나 어디서든 할 수 있어서 꾸준히 운동할 수 있었고, 내 몸무게만을 가지고 하는 운동이라 혹시나 생길 수 있는 부상 위험도 적었다.

그렇게 군대시절에 맨몸운동을 열심히 하면서 깨달았다. 운동할 때 가장 중요한 건 시간적인 여유도 아니고, 트레이너의 관리나 식단관리도 아니고, 바로 꾸준히 계속 해야 한다는 걸 말이다. 무슨 일이 있어도 하루에 단 10분이라도 하는 게 몸을 만들 때 가장 중요하다. 꾸준히 하려면 우선 운동법이 쉬워야 한다. 그리고 어느 장소를 가야만 할 수 있거나 운동 기구를 들고 해야 효과가 나타나는 운동법은 꾸준히 하기 어렵다는 걸 알았다. 그러자 자연스레 답이 나왔다. 운동할 때 가장 중요한 '꾸준함'을 지킬 수 있는 건, 내가 군대에서 몸소 경험한 것처럼 바로 '맨몸운동'이라는 걸 말이다.

맨몸운동의 장점은 셀 수 없이 많지만 크게 3가지만 들어보면 다음과 같다.

첫째, 맨몸운동은 근육의 이완과 수축을 쉽게 느끼고 배울 수 있게 해준다. 오로지 내 몸을 사용해 운동하기 때문에 내 몸에 집중하게 되고 자연스레 근육이 어떻게 움직이고 자극을 받는지 쉽게 느낄 수 있다.

둘째, 맨몸운동은 인대와 힘줄을 강화시켜 부상의 위험을 줄인다. 맨몸운동을 하지 않은 채 무턱대고 무거운 운동 기구를 사용하면 인대와 힘줄이 쉽게 손상될 수 있다. 그러면 몸의 불균형이 초래되고, 불가피하게 운동을 쉬어야 하거나 심하면 평생 운동을 못할 수도 있다. 맨몸운동은 이런 부상의 위험을 최소화시킨다.

셋째, 맨몸운동은 대부분 다관절 운동, 즉 전신 운동으로 운동 효과가 탁월하다. 다관절 운동은 관절을 2개 이상 사용하고 코어 근육이 개입하는 운동으로 근력과 근지구력을 높여주고 근육의 크기를 키워주며 단순 관절 운동에 비해 칼로리를 훨씬 더 많이 소모한다. 따라서 다

이어트 효과까지 있다.

    그리고 가장 큰 장점은 앞서 내 경험처럼 꾸준히 할 수 있다는 점이다. 꾸준히 하는 운동 습관을 들이는 데 맨몸운동만큼 좋은 건 없다. 운동은 100일, 200일, 기간을 정해 놓고 단지 몸을 만들기 위한 목적으로만 해서는 곤란하다. 그러면 운동하는 동안에는 좋아도, 조금만 방심하면 바로 몸이 망가진다. 운동은 '습관'이 되어야 한다. 운동하는 게 습관이 되면 자연스레 탄탄하고 건강한 몸이 만들어지고 오랫동안 그 상태를 유지할 수 있다.

    SNS에 운동 영상을 올리기 시작한 것도 운동법을 누군가에게 가르쳐주기 위해서가 아니라, 자꾸 늘어지는 나 자신을 채찍질하기 위해서였다. 처음에는 단 몇 명이 찾던 SNS에 수백 명, 수천 명 그리고 40만 명에 이르게 되자 도저히 하루도 쉴 수 없었다. 그렇게 하루에 단 한 가지라도 운동 영상을 찍어서 올리면서 나를 찾아주는 고마운 사람들이 점점 늘어났고, 더불어 내 체력과 근육도 늘어났다. 정말 신기하고 기적 같은 일이었다.

    많은 사람들이 SNS에 질문글을 올린다. 처음에는 전문 트레이너에게 묻고 싶지만 여건상 그러지 못하는 사람들이 그와 비슷한 질문을 할 줄 알았는데, 실제 내게 묻는 질문들은 예상과 많이 달랐다. "하루에 푸쉬업을 몇 번 하는 게 좋나요?", "스쿼트를 할 때 무릎이 아픈데 어떻게 해요?", "정말 맨몸으로 하는데 힘콩 같은 몸이 될 수 있어요?" 이렇게 가장 기본적이고 인터넷을 조금만 찾아봐도 충분히 알 수 있는 것들을 질문했다. 그 이유가 뭘까 생각해보니 답은 간단했다. 집에서 혼자 운동하는 사람들은 많아졌는데, 정말 제대로 된 효과를 내는 안전한 운동법이 부족했기 때문이다. 오히려 잘못된 운동법으로 오랫동안 운동을 해서 스스로 몸을 망친 사람들이 더 많았다. SNS나 유튜브에서 사람들이 물어보는 질문에 답변을 하고,

올바른 운동법을 영상으로 찍어서 올리긴 했으나 언제나 그 점이 내 마음을 무겁게 했다. 그래서 이 책을 쓰게 됐다. 정말 가장 기본적인 운동법을 알려주기 위해서다.

이 책은 맨몸운동 중에서도 '완벽한 운동'이라 불리고, 나도 큰 효과를 봤던 푸쉬업과 스쿼트로 멋진 몸을 완성하는 프로그램으로 구성하였다. 기본 푸쉬업과 스쿼트를 기반으로 변형한 '힘콩 푸쉬업'과 '힘콩 스쿼트'는 조금만 노력하면 누구나 따라 할 수 있는 낮은 난이도부터 도전의식을 불태우는 수준의 고난이도까지 기간을 정해두지 않고 스스로 레벨을 올리면서 운동할 수 있다.

이제는 시간과 돈이 없어서 운동 못 한다는 핑계는 댈 수 없다. 당장 오늘, 푸쉬업 1개부터 시작하자. 시작이 반이다. 1년 뒤면 누구든지 나처럼 될 수 있다. 과연 맨몸운동만으로 탄탄한 몸매를 만들 수 있을까, 의심부터 들겠지만 이 책에 소개한 운동들을 따라 해보면 이런 편견에서 곧 벗어나게 될 것이다. 이 책을 통해 대한민국 남자들이 기적 같은 경험의 주인공이 되어 새로운 인생을 살기를 바란다.

끝으로 언제나 힘이 되어주는 재미어트 식구들 이형국, 이강세, 박지훈, 박순호, 이주현, 박준형, 김종필, 최주남, 김재호에게 진심으로 감사의 말을 전한다.

힘콩 유석종

CONTENTS

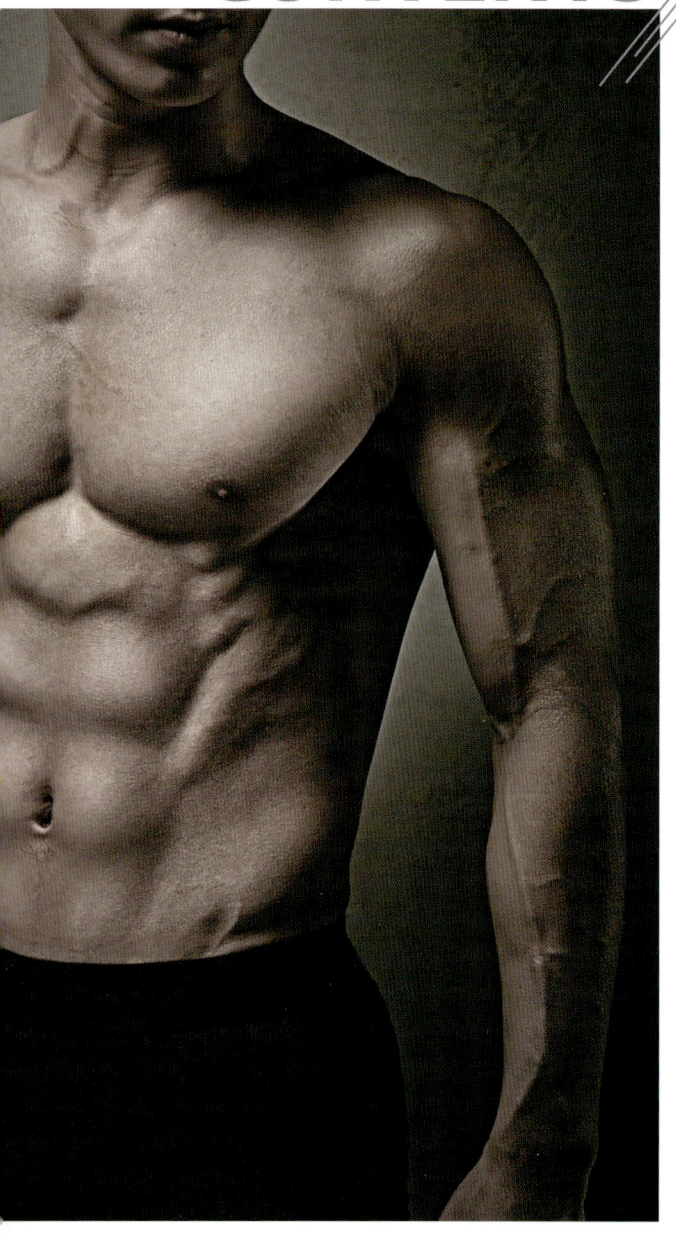

- **04** 프롤로그
- **12** 이 책의 100% 활용법
- **14** 남자 몸의 근육 이해하기
- **17** 동적 스트레칭
- **22** 정적 스트레칭

PART 01 힘콩 푸쉬업
상체 완성 프로그램

ONE 완벽한 상체의 비밀
힘콩 푸쉬업

- 31 푸쉬업이란?
- 32 힘콩 푸쉬업이란?
- 33 왜 힘콩 푸쉬업이 좋은가?
- 35 기본 자세
- 41 Q&A
- 45 푸쉬업 초급자를 위한 '7days 프로그램'

TWO 힘콩 푸쉬업으로 완성하는
상체 부위별 운동

[어깨]
- 52 LEVEL 1 기본 푸쉬업
- 54 LEVEL 2 숄더 푸쉬업
- 56 LEVEL 3 힌두 푸쉬업
- 58 LEVEL 4 PP 푸쉬업
- 60 LEVEL 5 핸드스탠드 푸쉬업

[팔]
- 62 LEVEL 1 기본 푸쉬업
- 64 LEVEL 2 클로즈 그립 푸쉬업
- 66 LEVEL 3 트라이셉스 푸쉬업
- 68 LEVEL 4 원암 트라이셉스 푸쉬업
- 72 LEVEL 5 러시안 푸쉬업

[가슴]
- 74 LEVEL 1 기본 푸쉬업
- 76 LEVEL 2 익스플로 푸쉬업
- 78 LEVEL 3 사이드 투 사이드 푸쉬업
- 82 LEVEL 4 사이트 무브 푸쉬업
- 86 LEVEL 5 퍼펙트 푸쉬업

[복부]
- 90 LEVEL 1 기본 푸쉬업
- 92 LEVEL 2 암 워킹 푸쉬업
- 96 LEVEL 3 스파이더맨 푸쉬업
- 100 LEVEL 4 탭 니 푸쉬업
- 104 LEVEL 5 니 업 푸쉬업

[등]
- 108 LEVEL 1 기본 푸쉬업
- 110 LEVEL 2 T 푸쉬업
- 114 LEVEL 3 풀바디 푸쉬업
- 118 LEVEL 4 아쳐 푸쉬업
- 122 LEVEL 5 타이퍼라이터 푸쉬업

PART 02 힘콩 스쿼트
하체 완성 프로그램

ONE 완벽한 하체의 비밀
힘콩 스쿼트

- 129 스쿼트란?
- 130 힘콩 스쿼트란?
- 131 왜 힘콩 스쿼트가 좋은가?
- 134 기본 자세
- 139 Q&A
- 143 스쿼트 초급자를 위한 '7days 프로그램'

TWO 힘콩 스쿼트로 완성하는
하체 부위별 운동

[허벅지]
- 150 LEVEL 1 기본 스쿼트
- 152 LEVEL 2 덤벨 스쿼트
- 154 LEVEL 3 점프 스쿼트
- 158 LEVEL 4 시프 스쿼트
- 160 LEVEL 5 오버헤드 스쿼트
- 162 LEVEL 6 시시 스쿼트
- 164 LEVEL 7 피스톨 스쿼트

[엉덩이]
- 166 LEVEL 1 기본 스쿼트
- 168 LEVEL 2 와이드 스쿼트
- 170 LEVEL 3 우드촙 스쿼트
- 174 LEVEL 4 덤벨 스모 스쿼트
- 176 LEVEL 5 고블릿 스쿼트
- 178 LEVEL 6 인&아웃 점프 스쿼트
- 182 LEVEL 7 불가리안 스플릿 스쿼트

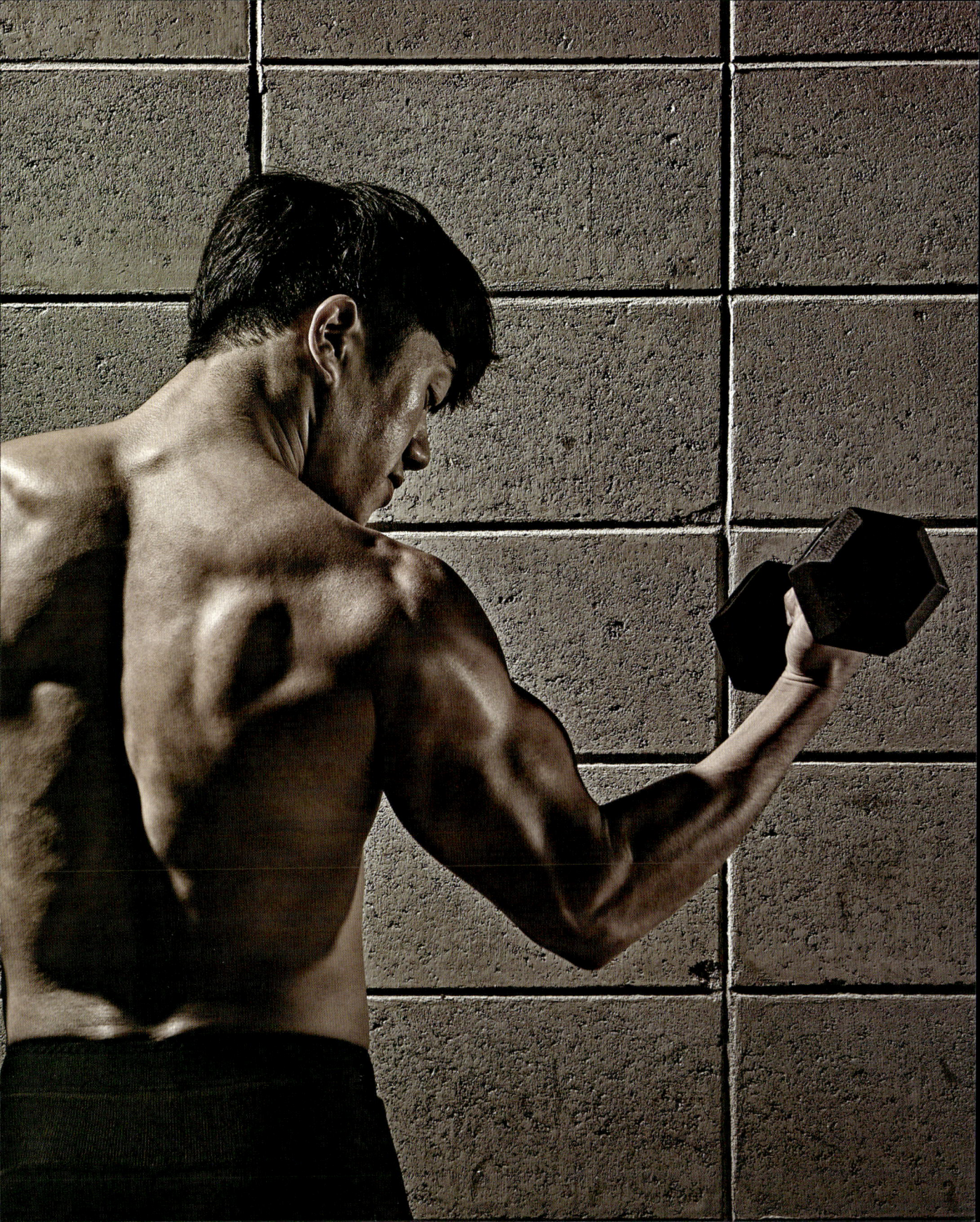

이 책의 100% 활용법

1. 정확한 정보를 상세하게
푸쉬업, 스쿼트가 가장 기본 운동이라 대충 알고 있는 정보로 하는 경우가 많다. 하지만 잘못된 동작으로 하는 운동은 득보다 실이 더 많다. 이 책에는 푸쉬업과 스쿼트의 기본 자세가 정확하고 상세하게 소개되어 있어서 안전하고 올바르게 운동할 수 있다.

2. 혼자서도 할 수 있는 운동 능력 테스트
자신의 운동 능력을 스스로 테스트하고 기초 체력을 키운 후에 본격적인 푸쉬업, 스쿼트 운동의 단계를 올릴 수 있도록 프로그램이 되어 있다. 단계별 운동 프로그램을 하기 전에 기본 푸쉬업과 기본 스쿼트를 정해진 시간 내에 해보고 자신의 운동 능력을 먼저 점검하면, 혹시 발생할 수 있는 부상을 예방할 수 있다.

3. 키우고 싶은 부위를 집중 공략
상체는 어깨, 팔, 가슴, 복부, 등 5군데, 하체는 엉덩이와 허벅지 2군데로 신체 부위를 나누어 자신 없는 부위를 집중 강화시킬 수 있도록 프로그램을 구성하였다. 복부는 완벽한데 어깨가 좁아서 스트레스였던 이들, 가슴은 탄탄한데 다리가 부실해서 반바지를 못 입었던 이들에게 원하는 부위만을 효과적으로 키우는 방법을 알려준다.

4. 하루 1동작, 10분, 100번만!
동작이 많거나 많은 시간을 투자해야 하면 며칠 못 가서 운동을 포기하고 만다. 그런 일이 없도록 하루에 단 1동작을 10분 동안, 딱 100개만 하도록 굵고 짧게 프로그램을 구성하였다. 이 프로그램만 따라 한다면 시간이 없다는 핑계로, 동작이 복잡하고 어렵다는 이유로 운동을 중도에 포기하는 일은 없을 것이다.

5. 실용 100%, 동적&정적 스트레칭
운동 전후에 반드시 해야 하는 스트레칭을 용도에 따라 동적 스트레칭과 정적 스트레칭으로 나누어 구성하였다. 두 가지 스트레칭은 푸쉬업, 스쿼트를 할 때뿐 아니라 평소에 언제나 하면 좋은 동작들이다.

6. 도전의식을 심어주는 레벨업 프로그램
상체는 부위별로 5레벨, 하체는 7레벨로 프로그램이 구성되었다. 각 레벨의 운동 강도 격차가 크지 않고, 이전 레벨의 테스트 개수를 채우면 충분히 수행할 수 있는 정도의 강도이기 때문에 일단 시작하면 도전의식이 생기는 프로그램이다. 항상 운동을 중도에 포기했던 이들도 레벨을 올리는 성취감을 맛보게 되면 마지막 레벨까지 할 수 있게 될 것이다.

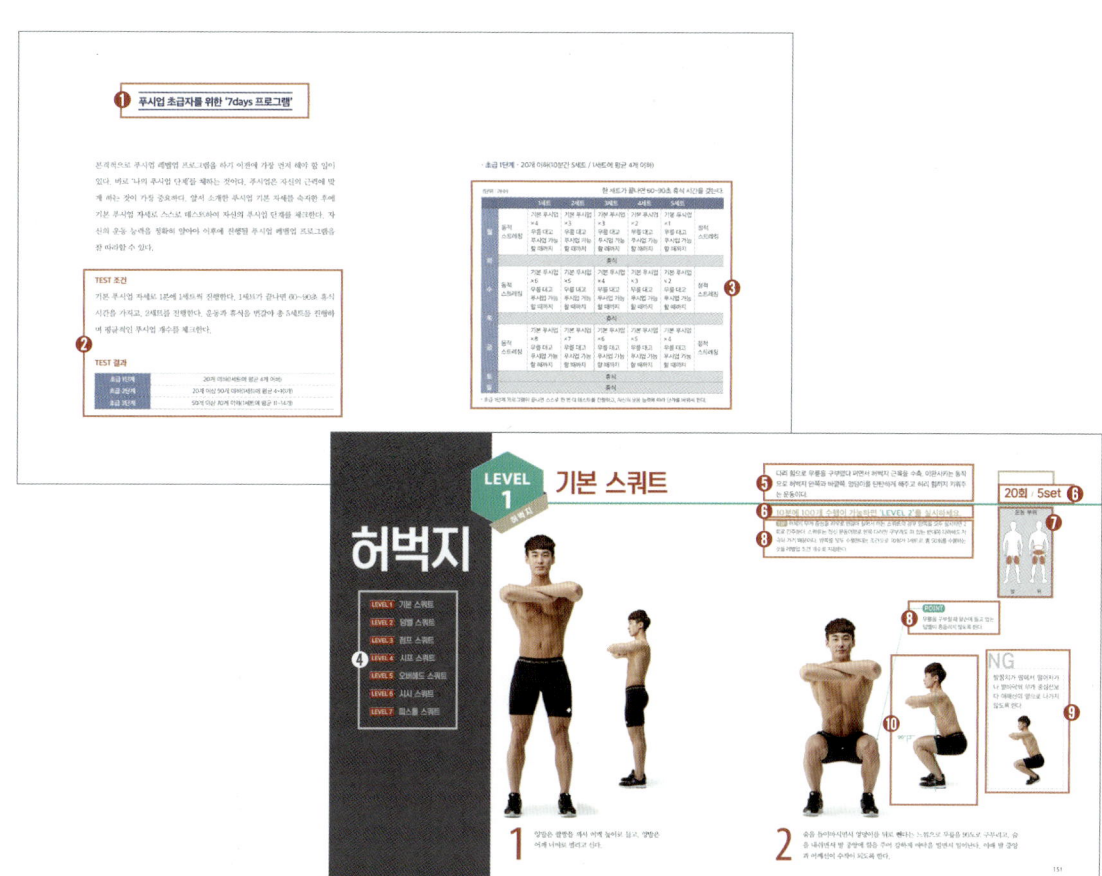

❶ **초급자를 위한 '7days 프로그램'** 본격적으로 푸쉬업, 스쿼트를 하기에 앞서 나의 체력과 운동 능력을 점검하고, 그 수준에 따라 운동하는 프로그램이다.

❷ **나의 운동 능력 테스트** 기본 푸쉬업과 스쿼트 자세로 정해진 시간에 맞춰 스스로를 테스트하여 자신의 푸쉬업&스쿼트 수준을 알 수 있다.

❸ **기초 체력을 기르는 프로그램** 초급자들이 자신의 운동 능력에 따라 기초 체력과 근력을 체계적으로 키울 수 있는 7일 프로그램으로, 본격적인 레벨업 프로그램을 하기 전에 실시한다.

❹ **부위별 레벨** 상체, 하체의 각 부위를 키우는 레벨별 운동법을 한눈에 볼 수 있다.

❺ **운동 효과** 각 운동의 효과가 구체적으로 설명되어 있다. 동작이 어떤 효과를 내는지 정확히 숙지하고 운동하면 더 큰 효과를 볼 수 있다.

❻ **운동 실시 횟수와 레벨업 기준** 최고 효과를 내는 운동 횟수와 세트를 한눈에 볼 수 있고, 다음 레벨로 올라가는 기준을 알 수 있다.

❼ **운동 부위** 운동을 했을 때 자극되는 부위가 그림으로 간단하게 표시되어 있다. 색이 채워져 있는 것은 가장 자극이 많이 가는 부위이며, 선으로 표시된 것은 함께 자극되는 부위이다.

❽ **POINT & TIP** 중요한 과정이나 정확한 자세가 필요한 동작에 부가 설명이 되어 있다.

❾ **NG** 가장 많이 하는 잘못된 동작이 상세하게 설명되어 있다.

❿ **동작 상세 컷** 모든 동작은 정면 컷과 측면&대각선 컷 두 가지로 제시되어 있으며, 다리 각도, 무게중심점 등 헷갈릴 수 있는 부분이 상세하게 표시되어 있다.

남자 몸의 근육 이해하기

대흉근
우리 몸에 있는 큰 근육 중 하나로, 가슴의 앞쪽과 위쪽을 광범위하게 덮고 있는 큰 부채꼴 모양의 근육이다. 눈에 가장 먼저 보이는 근육이기 때문에 '운동 좀 했다'는 말을 듣는다면 이 근육이 잘 발달된 것이다.
강화 운동 : 퍼펙트 푸쉬업(p.86)

복직근
길고 넓은 가죽 끈 모양으로 '식스팩'이라고 불리는 근육이다. 몸짱의 상징이며, 시각적으로 가장 아름다운 근육 부위로 꼽힌다.
강화 운동 : 니 업 푸쉬업(p.104)

전면삼각근
어깨의 앞쪽 곡선을 만들어주는 근육이다. 겉으로 많이 부각되지는 않지만 푸쉬업을 할 때 보조근으로서 역할을 수행하기 때문에 잘 발달돼 있지 않으면 대흉근, 삼두근을 키우는 운동 수행이 어려워진다.
강화 운동 : PP 푸쉬업(p.58)

측면삼각근
어깨의 옆쪽 곡선을 만들어주는 근육이다. '어깨가 넓다'는 말을 듣는다면 이 근육이 잘 발달된 것이다.
강화 운동 : 숄더 푸쉬업(p.54)

치골근
복부의 가장 아래쪽 좌우에 붙어 있는 근육으로 가장 섹시한 부위로 꼽힌다. '치골이 섹시하다'는 말을 듣는다면 이 근육이 잘 발달된 것이다.
강화 운동 : 스파이더맨 푸쉬업(p.96)

대퇴사두근
다리 앞쪽에 있는 근육으로 흔히 허벅지라고 불리는 부위다. '하체가 튼실하다'는 말을 듣는다면 이 근육이 잘 발달된 것이다. 몸 전체를 받치는 역할을 하기 때문에 무릎이 좋지 않은 경우에는 반드시 단련시켜야 하는 근육이다.
강화 운동 : 덤벨 스쿼트(p.152)

광배근
몸 뒤쪽에 있는 가장 큰 근육이다. 일명 '활배근'이라고도 불리며, 한때 남자들의 로망이었던 이소룡의 등을 떠올리면 이해가 쉽다. '등이 넓다'는 말을 듣는다면 이 근육이 잘 발달된 것이다.
강화 운동 : 풀바디 푸쉬업(p.114)

후면삼각근
어깨의 뒤쪽 곡선을 만들어주는 근육이다. 겉으로 많이 부각되지는 않지만 이 부위가 발달돼 있지 않으면 측면삼각근의 발달을 저하시켜서 넓은 어깨를 얻을 수 없다.
강화 운동 : 핸드스탠드 푸쉬업(p.60)

척추기립근
허리에 붙어 있어 상체를 지탱해주는 근육 중 하나다. 몸의 줄기이자 하체의 기반이 되는 중요한 근육이다. 모든 운동의 보조 역할을 하기 때문에 이 부위가 발달돼 있지 않으면 대부분의 운동을 제대로 수행하기가 힘들다.
강화 운동 : 시시 스쿼트(p.162)

삼두근
팔 윗부분의 뒤쪽에 있는 근육으로 가슴 운동과 어깨 운동을 보조해주기 때문에 이 부위가 발달돼 있지 않으면 가슴과 어깨 운동을 제대로 수행할 수 없다. '팔뚝이 두껍다'는 말을 듣는다면 이 근육이 잘 발달된 것이다.
강화 운동 : 원암 트라이셉스 푸쉬업(p.68)

대둔근
엉덩이의 맨 위에 붙어 있는 근육으로 '애플 힙'이라는 말을 듣는다면 이 근육이 잘 발달된 것이다.
강화 운동 : 와이드 스쿼트(p.168)

대퇴이두근
허벅지 뒤쪽에 있는 근육으로 보통 '뒷벅지'라고 불린다. '하체가 튼실하다'는 말을 듣는다면 이 근육이 잘 발달된 것이다. 몸 전체를 받치는 역할을 하기 때문에 무릎이 좋지 않은 경우에는 반드시 단련시켜야 하는 근육이다.
강화 운동 : 인&아웃 점프 스쿼트(p.178)

Stretching

운동 전 '동적' 스트레칭

— 운동을 하기 전에는 동적 스트레칭을 한다.
동적 스트레칭은 관절을 움직여서 유연성을 확보하는 것으로
운동 중에 생길 수 있는 부상을 예방하는 역할을 한다.
강한 강도는 피하고 근육이 가볍게 당기는 느낌이 들 정도로만 실시한다.

운동 후 '정적' 스트레칭

— 운동을 한 후에는 정적 스트레칭을 한다.
정적 스트레칭은 근육을 최대한 이완시키는 것으로 일반적으로
스트레칭이라고 하면 떠올리는 동작이 여기에 속한다.
운동 후 뭉쳐 있는 근육을 풀어주어 근육통을 예방하는 역할을 한다.
강한 강도는 피하고 근육이 가볍게 당기는 느낌이 들 정도로만 실시한다.

동적 스트레칭 1   목 돌리기

1 다리를 어깨너비로 벌리고 양손은 허리에 올린다.
2 머리를 시계 방향으로 원을 그리면서 천천히 10~15초간 돌린다. 시계 반대 방향으로도 동일하게 실시한다.

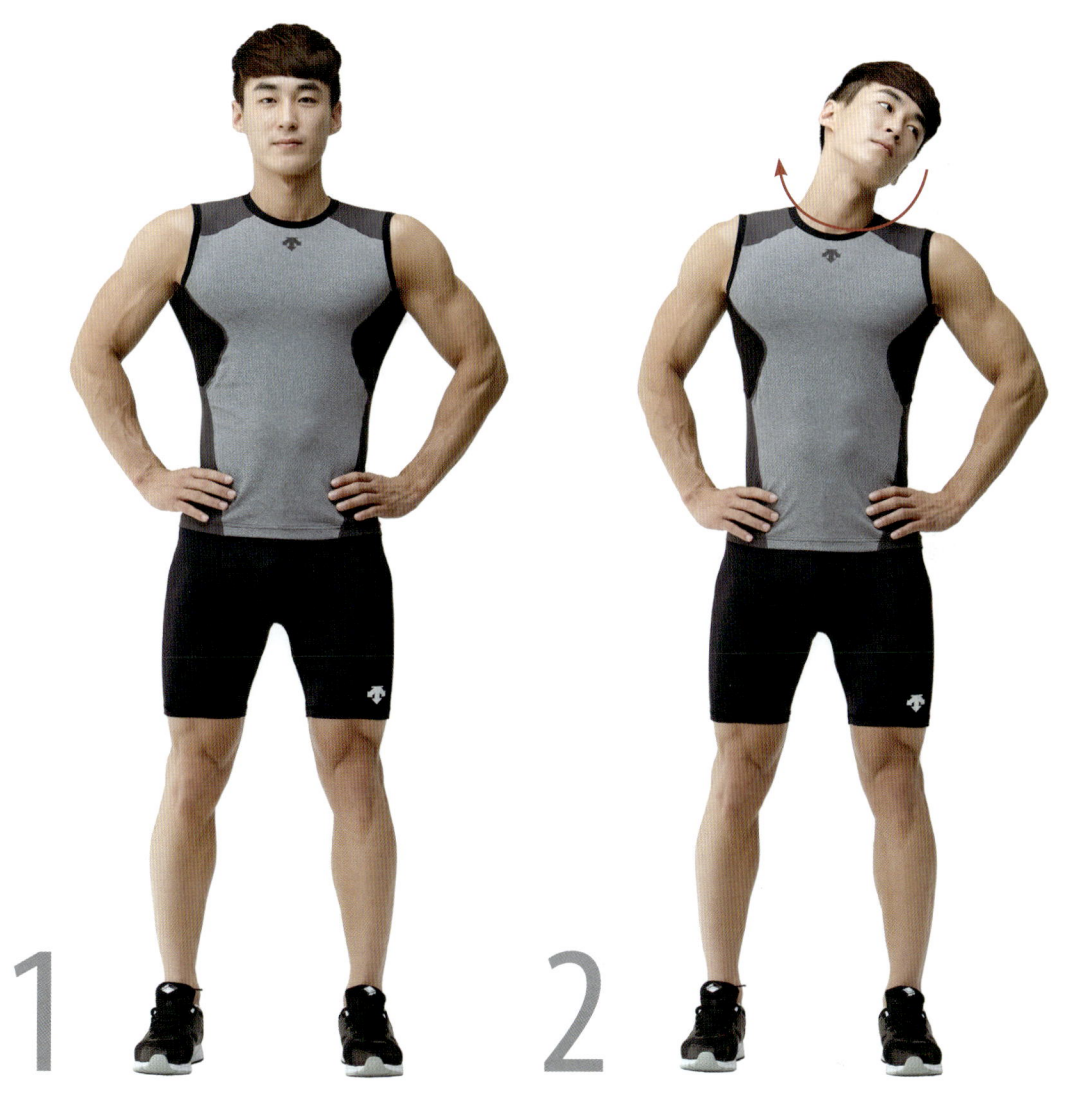

동적 스트레칭 2 — 어깨 돌리기

1 다리를 어깨너비로 벌리고 양손은 어깨 위에 올린다.
2 팔꿈치를 시계 방향으로 원을 그리면서 천천히 10~15초간 돌린다. 시계 반대 방향으로도 동일하게 실시한다.

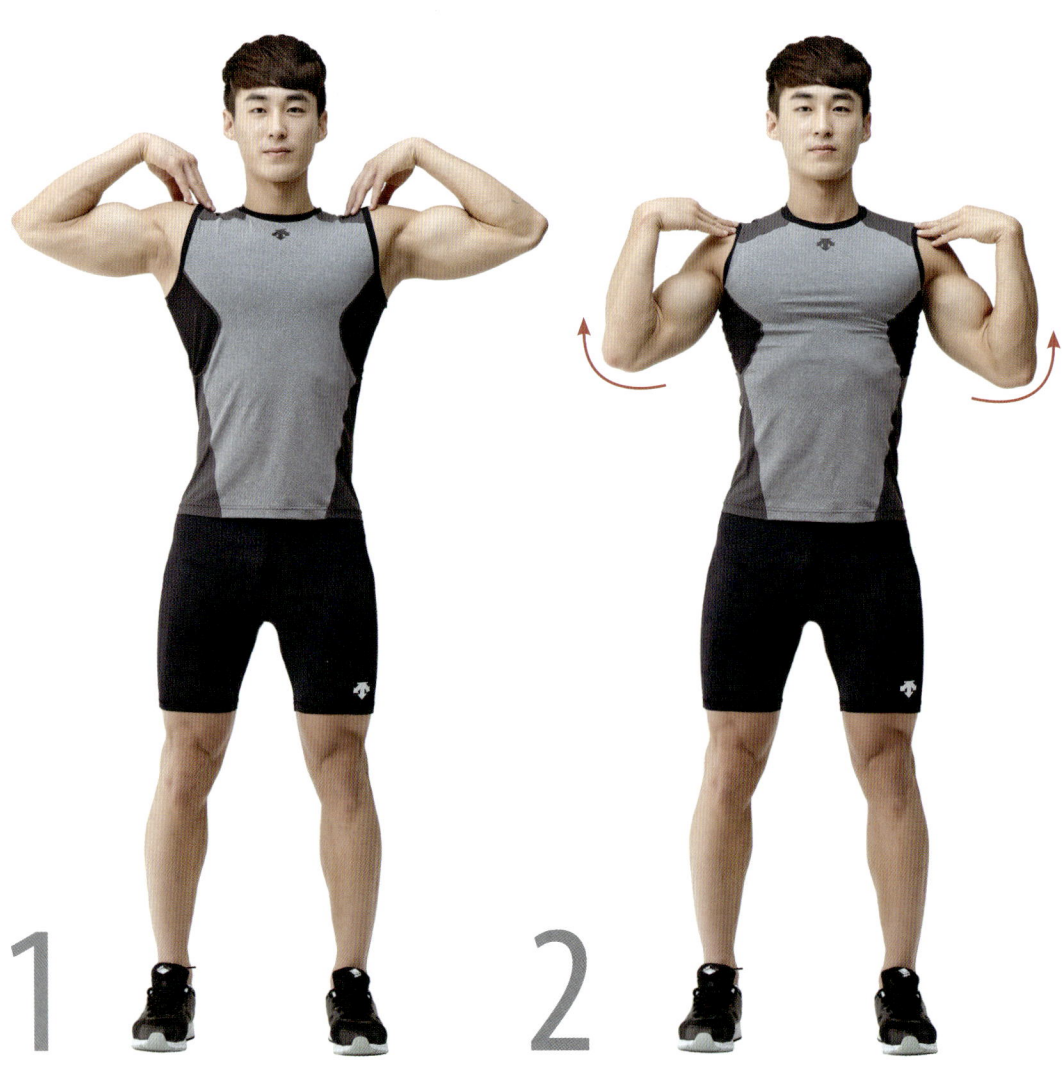

동적 스트레칭 3 / 허리 돌리기

1 다리를 어깨너비로 벌리고 양손은 허리에 올린다.
2 허리를 시계 방향으로 원을 그리면서 천천히 10~15초간 돌린다. 시계 반대 방향으로도 동일하게 실시한다.

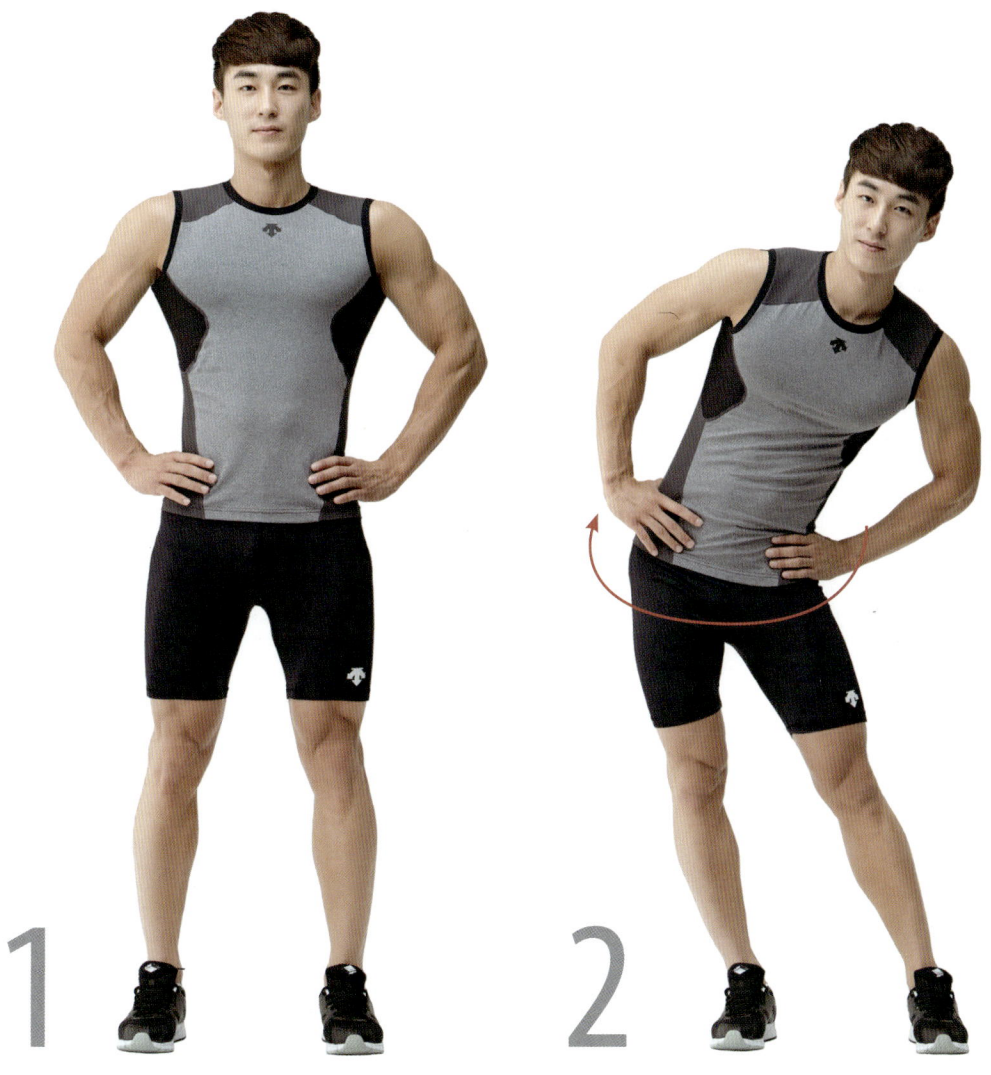

동적 스트레칭 4 / 무릎 돌리기

1 다리를 모으고 양손은 양 무릎에 올린다.
2 무릎을 살짝 구부려 시계 방향으로 원을 그리면서 천천히 10~15초간 돌린다.
시계 반대 방향으로도 동일하게 실시한다.

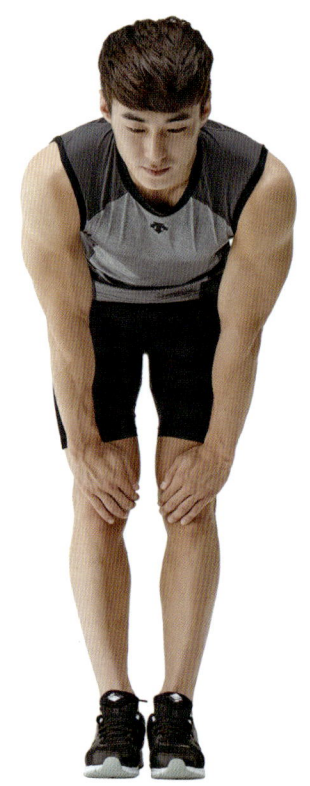
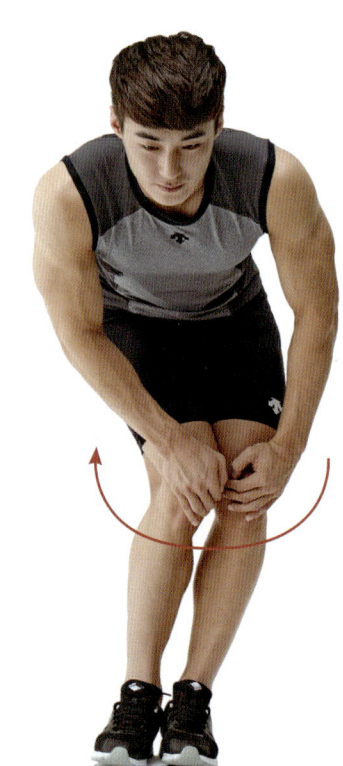

동적 스트레칭 5 　손목과 발목 돌리기

1 다리를 어깨너비로 벌리고 양손은 깍지를 낀다.
2 손목은 몸 안쪽에서 바깥쪽으로 원을 그리면서 천천히 돌리고,
오른쪽 발목은 시계 방향으로 천천히 10~15초간 돌린다. 반대쪽도 동일하게 실시한다.

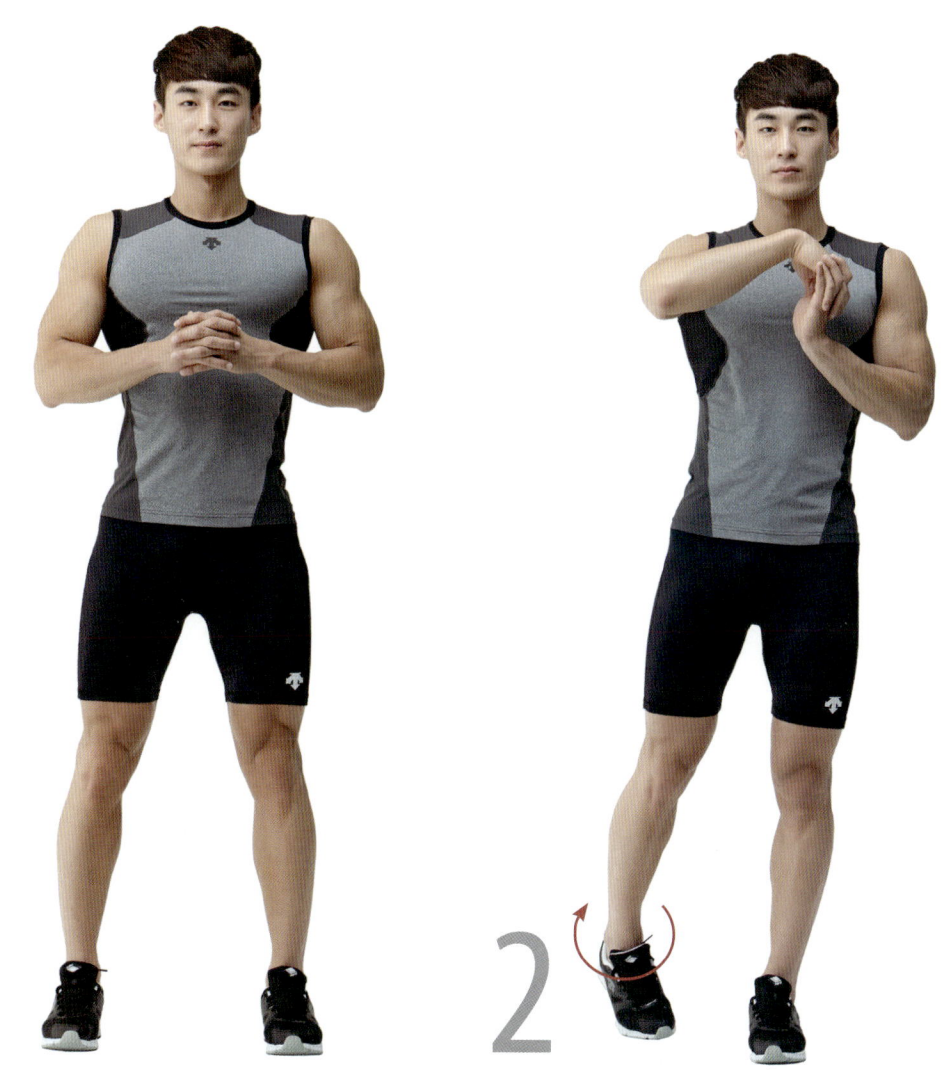

정적 스트레칭 1 | 손목 앞뒤로 당기기

1 다리를 어깨너비로 벌리고 오른팔을 어깨높이로 뻗어 손바닥이 정면을 향하게 한다.
왼손으로 오른쪽 손가락을 잡아 천천히 몸 쪽으로 당기며 10~15초간 유지한다.

2 손등이 정면을 향하게 하고 왼손으로 오른쪽 손가락을 잡아 천천히 몸 쪽으로 당기며 10~15초간 유지한다.
1, 2번이 한 세트로 반대쪽도 동일하게 실시한다.

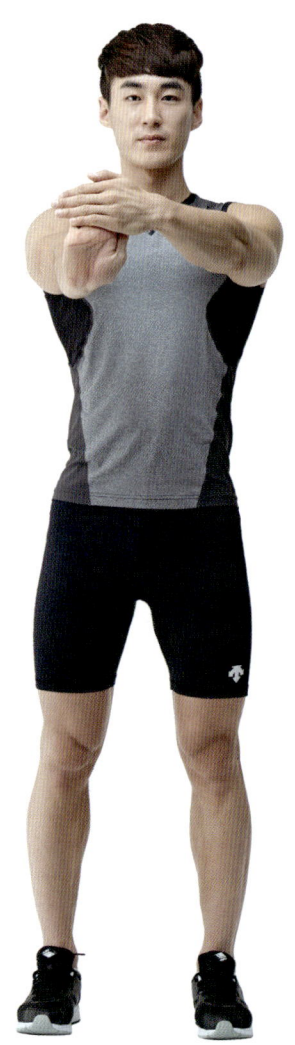

1

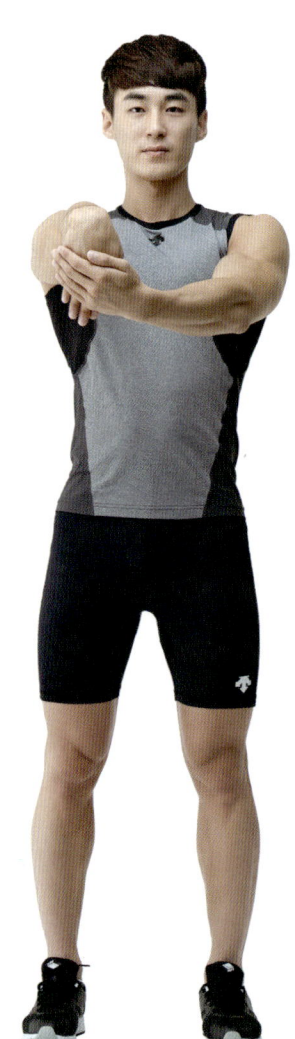

2

정적 스트레칭 2 / 팔꿈치 당기기

1 다리를 어깨너비로 벌리고 왼팔을 오른쪽으로 수평으로 뻗는다.
　 오른팔로 왼팔 팔꿈치를 감싼 뒤 몸 쪽으로 당기며 10~15초간 유지한다. 이때 고개는 왼쪽으로 튼다.
2 반대쪽도 동일하게 실시한다.

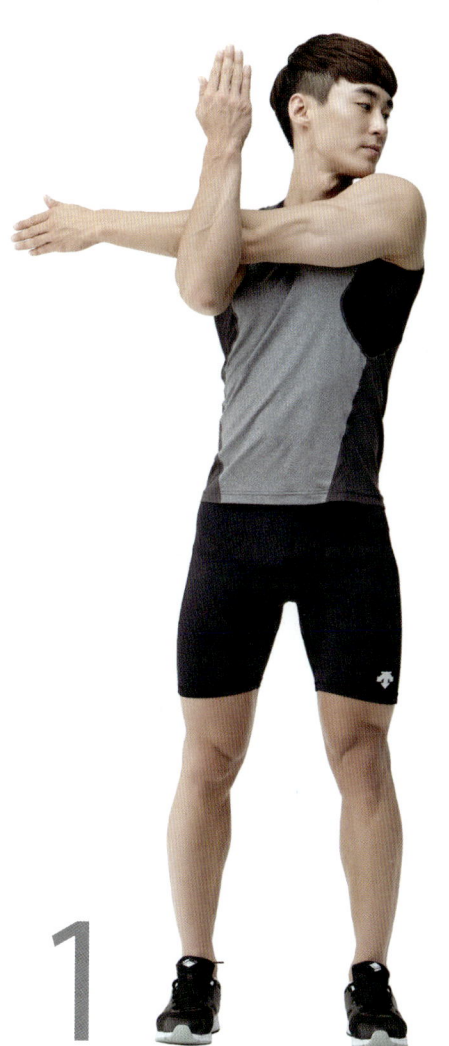

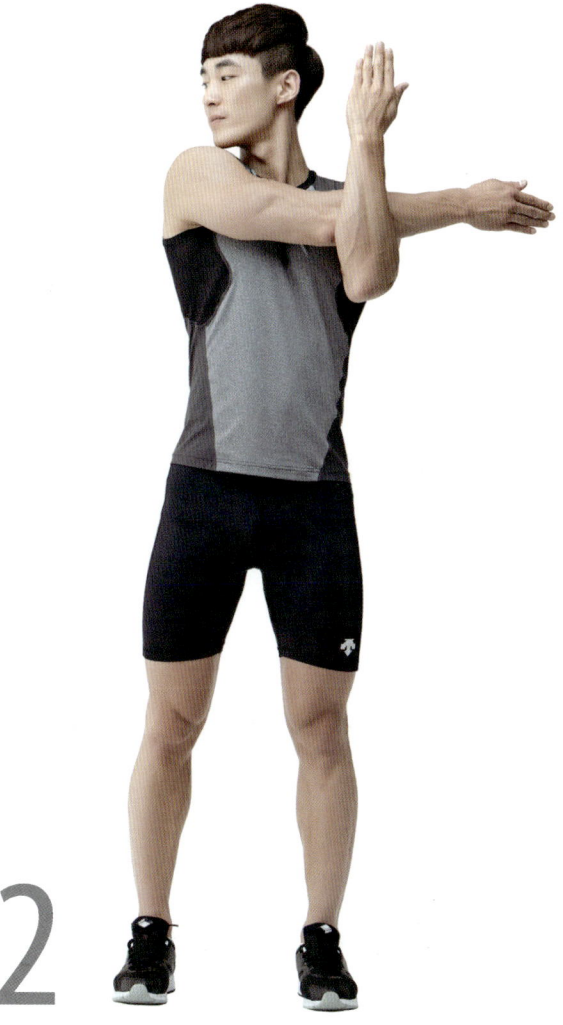

정적 스트레칭 3 — 팔꿈치 잡고 팔 뒤로 당기기

1 다리를 어깨너비로 벌리고 왼팔을 뒤로 굽혀 머리의 왼쪽에 붙인다.
2 오른손으로 왼쪽 팔꿈치를 잡고 오른쪽으로 천천히 당기며 10~15초간 유지한다. 반대쪽도 동일하게 실시한다.

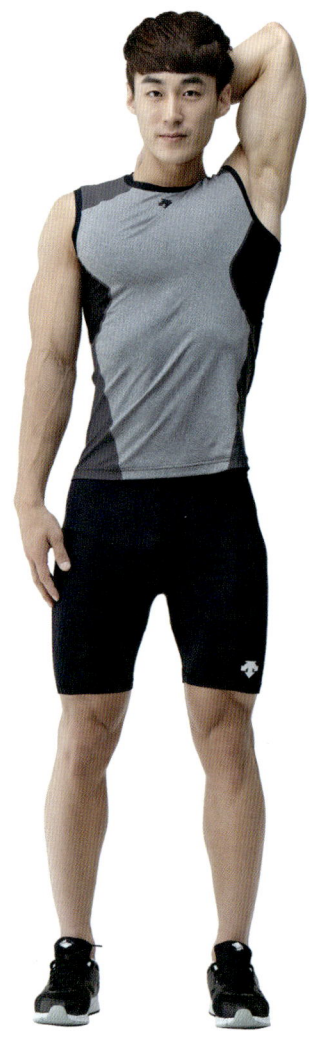

1

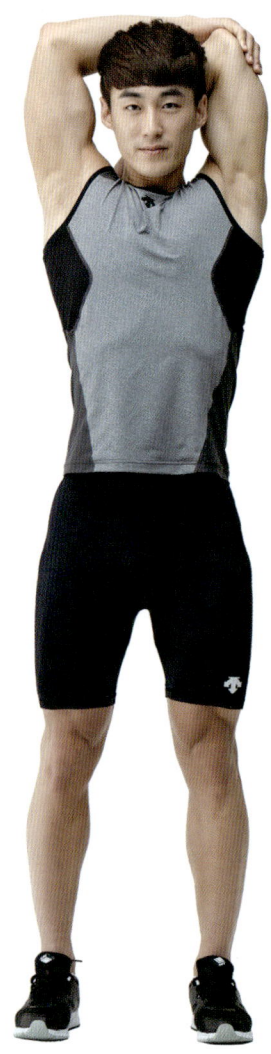

2

정적 스트레칭 4 — 몸 옆으로 굽히기

1 다리를 어깨너비로 벌리고 양손은 깍지 껴서 머리 위로 쭉 뻗는다.
2 오른쪽 옆구리가 당기도록 몸을 천천히 왼쪽으로 굽히며 10~15초간 유지한다. 반대쪽도 동일하게 실시한다.

POINT
몸을 굽힐 때 몸통이 비틀거리거나 허리가 돌아가지 않도록 주의한다.

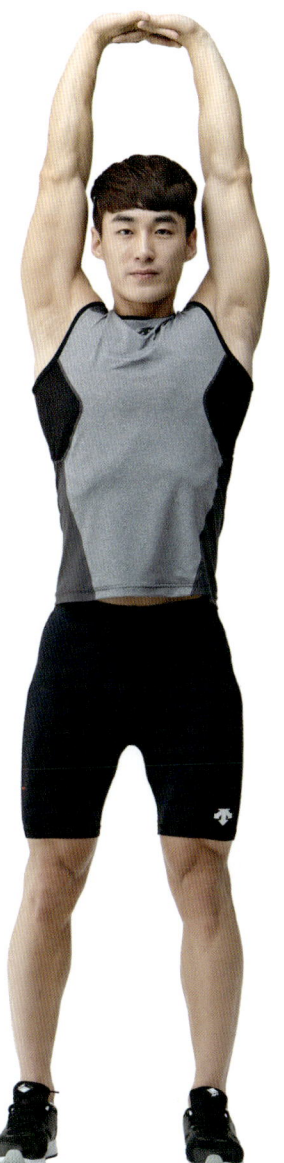
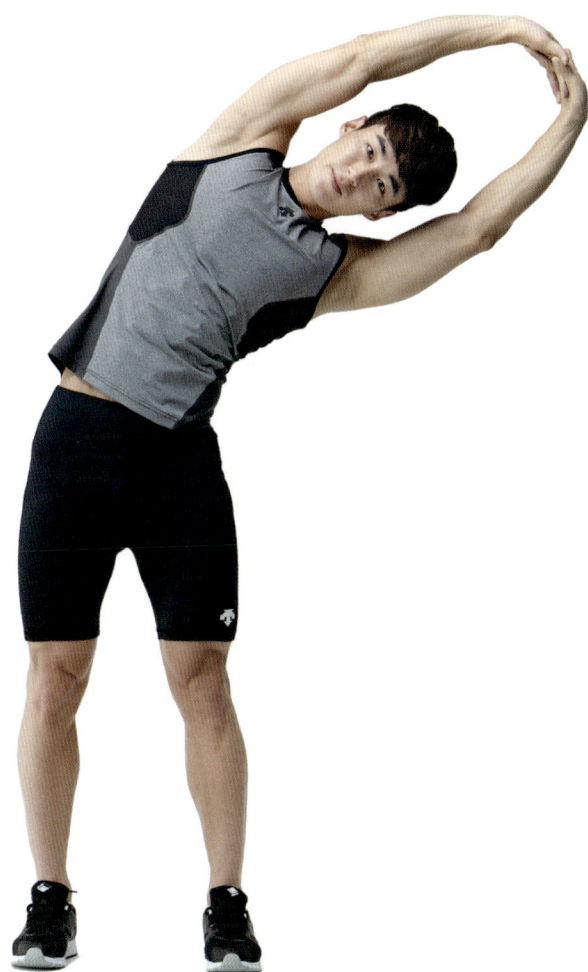

정적 스트레칭 5 / 허리 굽히기

1 다리를 어깨너비로 벌리고 편안하게 선다.
2 무릎을 편 상태로 허리를 굽혀 손끝이 바닥에 닿게 하며 10~15초간 유지한다.

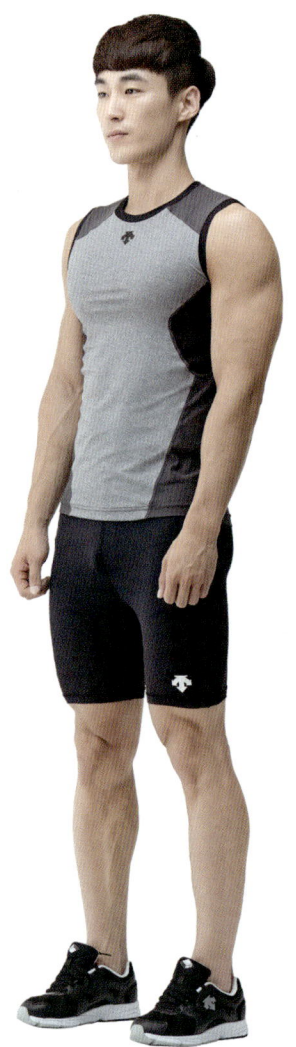

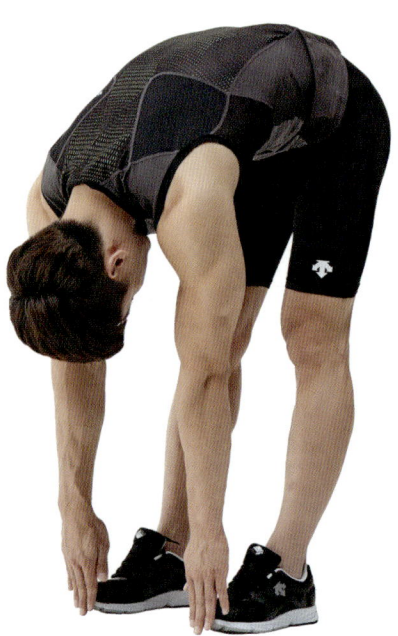

POINT
허리를 굽힐 때 무릎이 구부러지지 않도록 한다.

정적 스트레칭 6 / 한발로 서서 발목 잡고 당기기

1 왼쪽 무릎을 뒤로 구부리고 왼손으로 왼쪽 발을 잡는다.
2 왼쪽 다리의 뒤꿈치를 엉덩이 쪽으로 전전히 잡아당기며 10~15초간 유지한다. 반대쪽도 동일하게 실시한다.

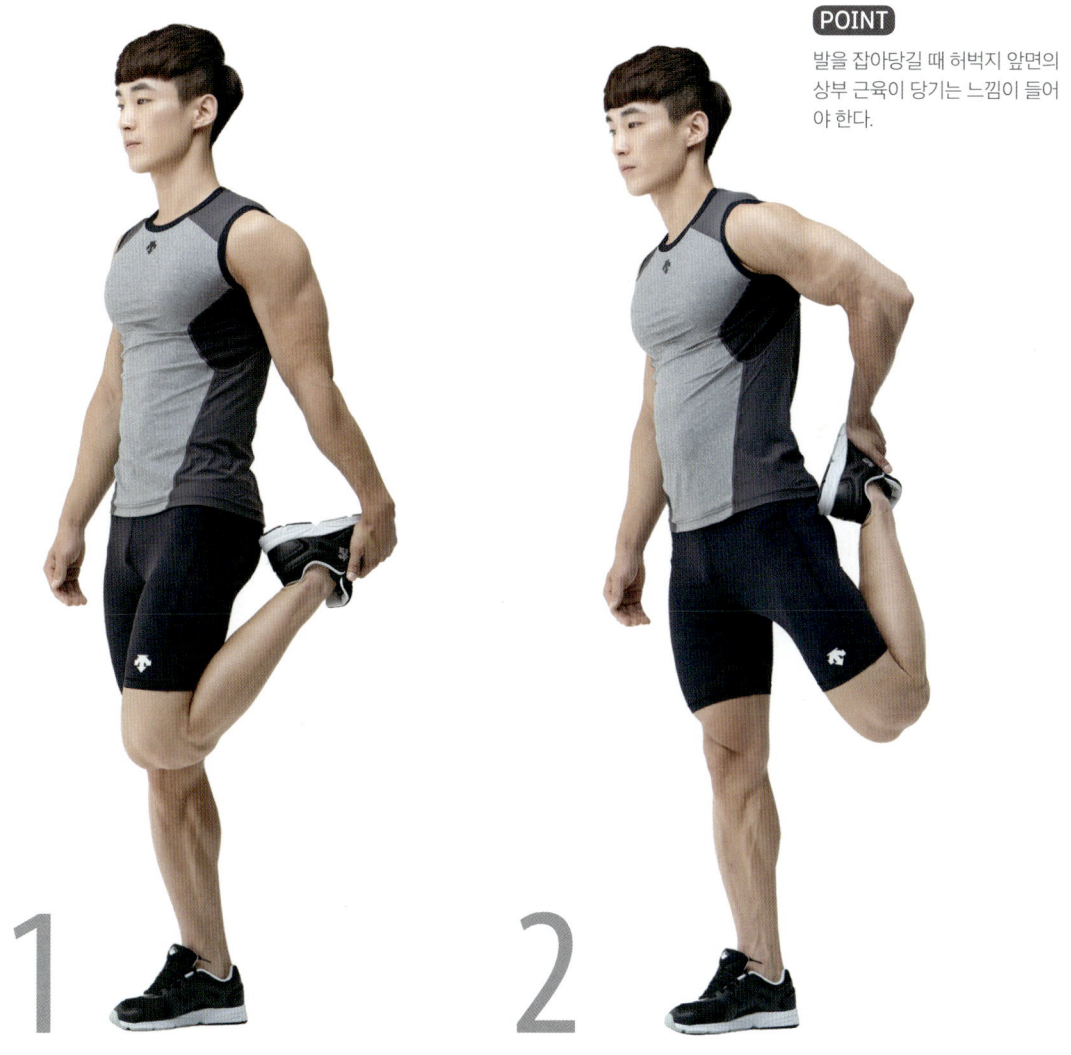

POINT
발을 잡아당길 때 허벅지 앞면의 상부 근육이 당기는 느낌이 들어야 한다.

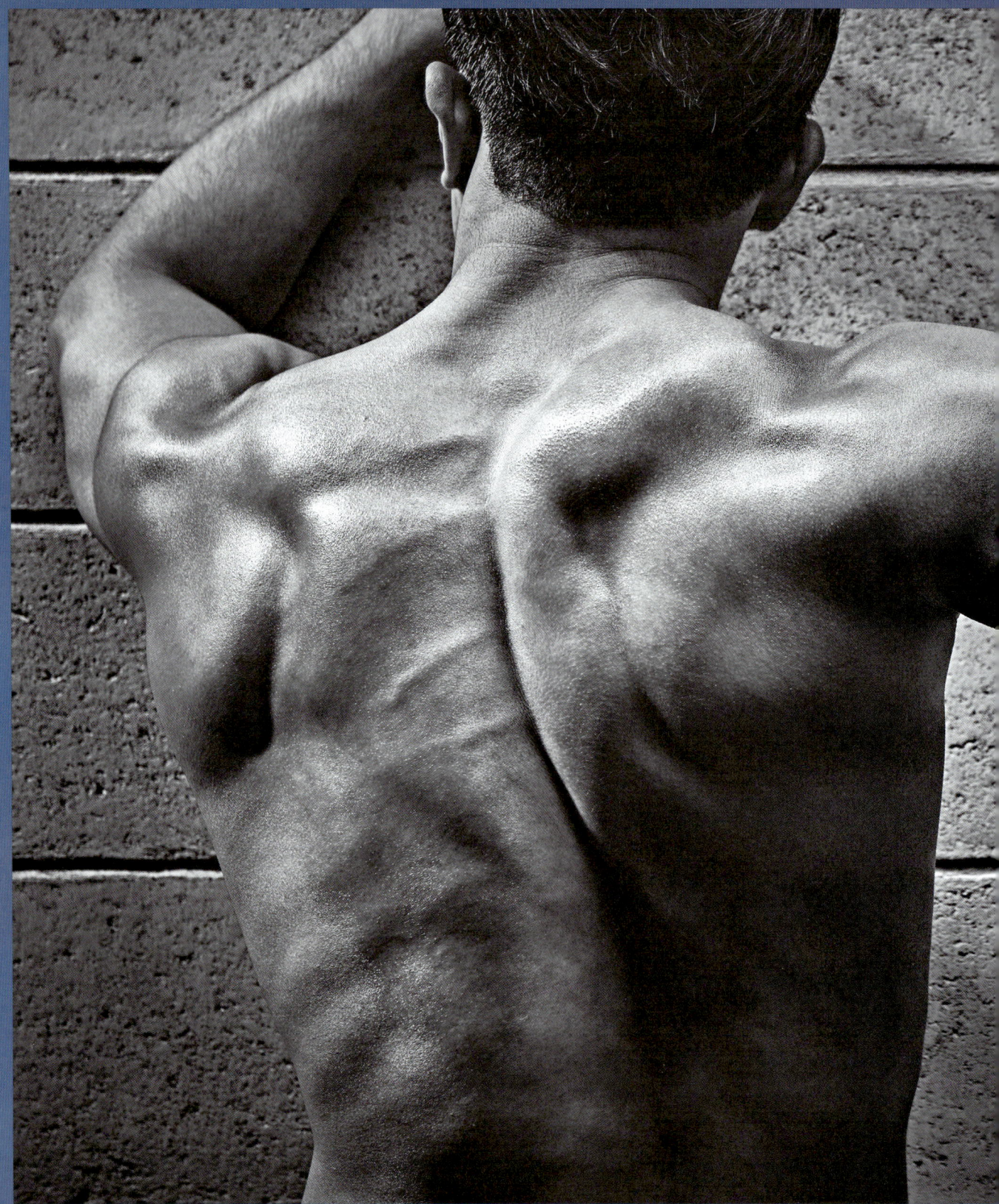

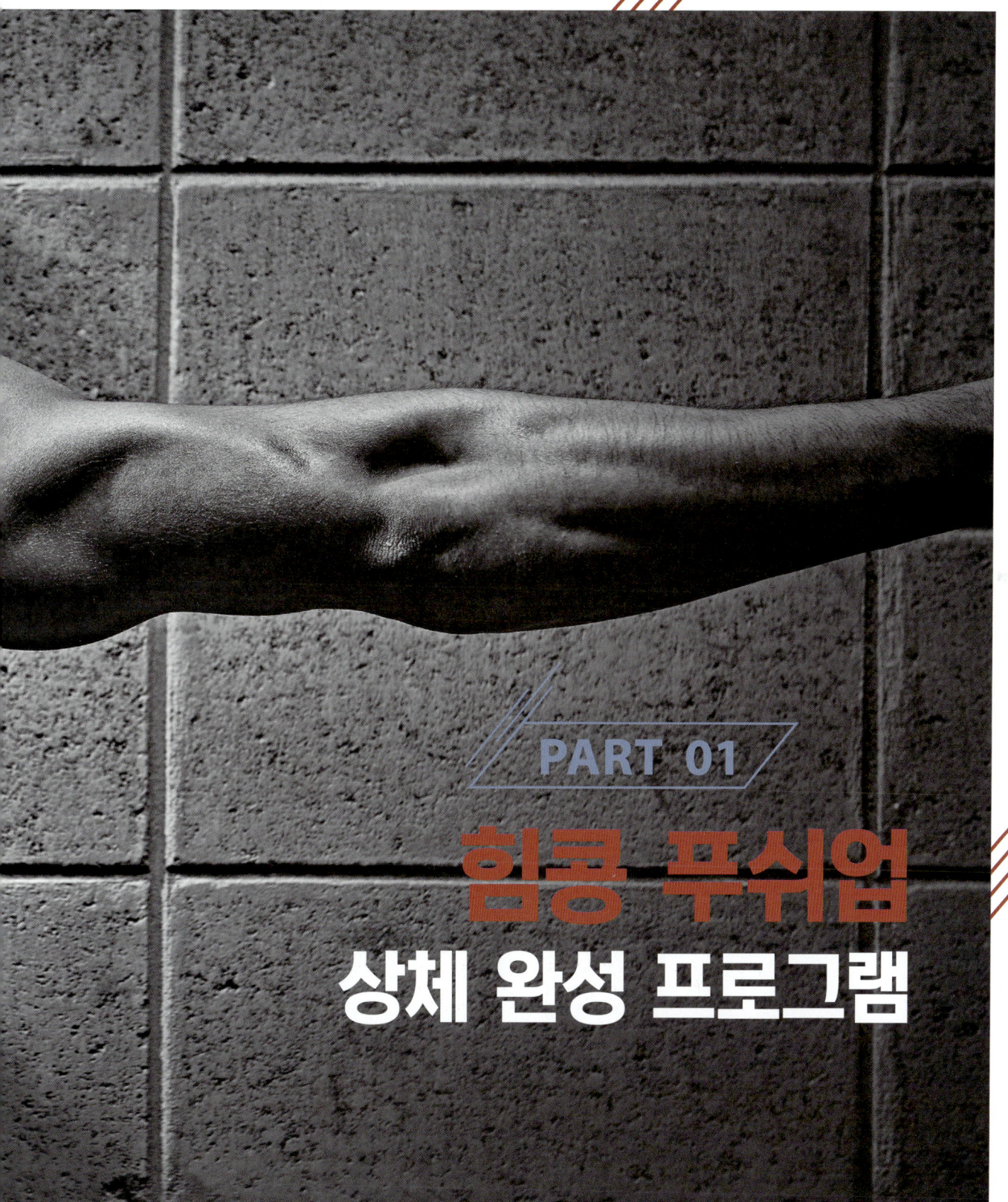

PART 01
힘콩 푸쉬업
상체 완성 프로그램

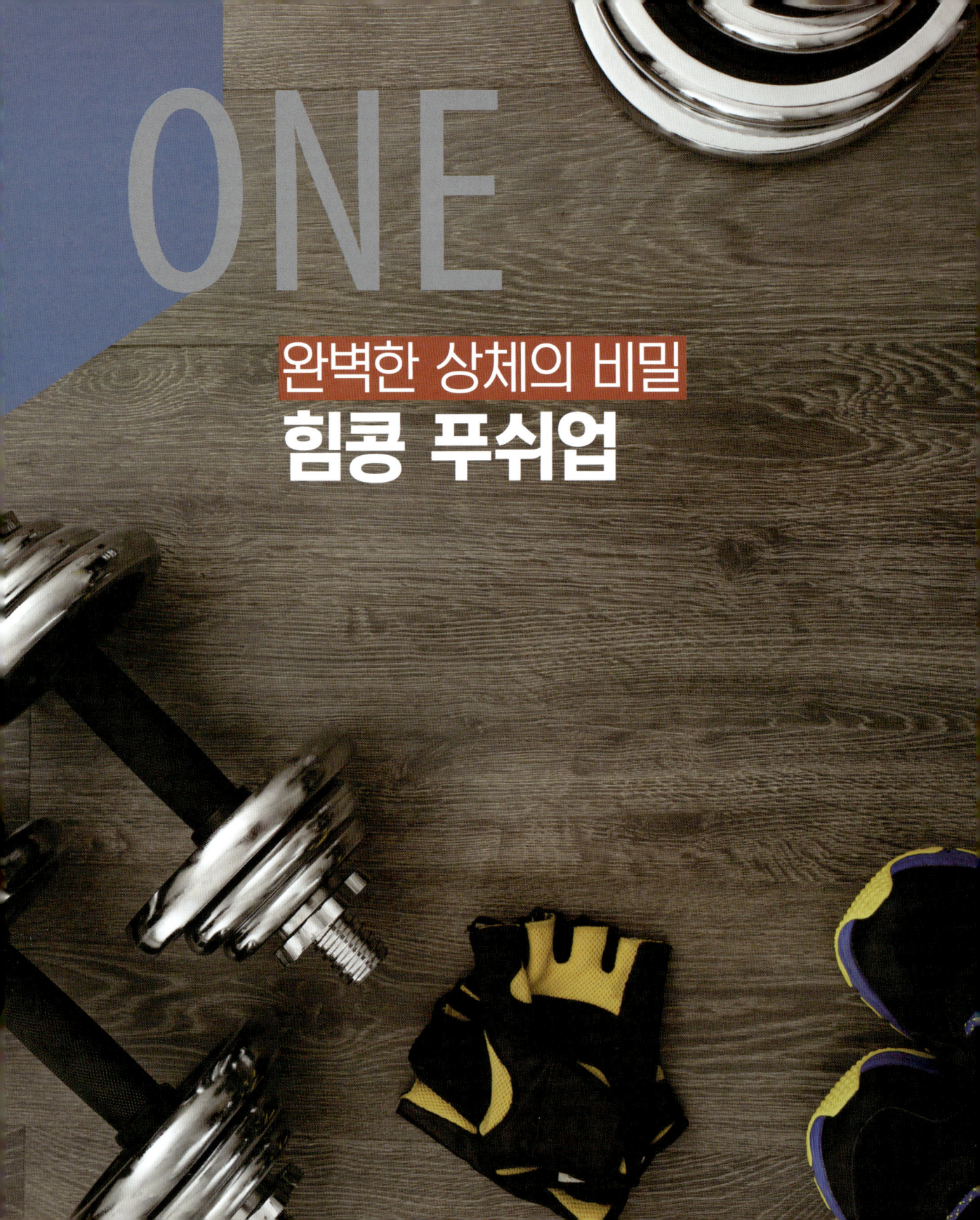

ONE

완벽한 상체의 비밀
힘콩 푸쉬업

푸쉬업이란?

푸쉬업$^{push-up}$은 남녀노소 누구나 할 수 있는 최고의 맨몸운동으로, 흔히 '팔굽혀펴기'라고 불린다. 오로지 내 몸의 무게만을 가지고 하는 운동으로 근력을 키울 때 가장 기본이 되며, 일상에 필요한 기초 체력을 기르는 데에 탁월한 효과가 있다.

학창시절에 했던 체력 검사나 군대에서의 기초 체력 훈련을 떠올리면 이해가 쉬울 것이다. 푸쉬업은 체력 검사 때 상체의 근력을 측정하기 위해 반드시 실시하며, 군대에서는 기초 체력을 키우기 위해 군사 체력 훈련 과정에 들어가는 필수 요소다. 초보자들도 안전하게 체력을 기를 수 있고, 효과적으로 상체 근육을 키울 수 있는 완벽한 운동이다.

힘콩 푸쉬업이란?

힘콩 푸쉬업은 앞서 설명한 푸쉬업을 기반으로, 푸쉬업의 자세를 다양하게 변형한 운동이다. 대흉근(가슴)과 삼두근(팔)을 위주로 발달시키는 일반 푸쉬업과 달리 힘콩 푸쉬업은 가슴, 어깨, 팔, 복부, 등까지 상체의 모든 부위를 고루 발달시켜준다. 그래서 일반 푸쉬업이 운동 초보자들의 체력 기르기에 치중된 운동이라면, 힘콩 푸쉬업은 누구나 부러워할 만한 '멋진 몸 만들기'에 좀 더 집중한 운동이다.

기초 체력 증진은 기본이고, 변형된 다양한 푸쉬업 동작으로 내가 원하는 부위만 집중 공략하여 빠르게 큰 효과를 볼 수 있도록 하는 게 힘콩 푸쉬업의 가장 큰 강점이다. 가슴, 어깨, 팔, 복부, 등을 키우는 푸쉬업 동작이 난이도에 따라 5단계로 구성되어 있으며, 모두 다른 동작으로 짜여 있어서 지루할 틈 없이 운동할 수 있다.

생애 처음 운동을 하는 사람도, 이미 많은 운동 실패 경험으로 심신이 지친 사람도, 이 책에서 소개하는 '힘콩 푸쉬업으로 완성하는 상체 부위별 운동' 프로그램만 충실히 완수한다면 완벽한 상체를 얻을 수 있다.

왜 힘콩 푸쉬업이 좋은가?

첫째, 내가 원하는 부위의 근육부터 키울 수 있다.

힘콩 푸쉬업의 가장 큰 장점은 일반 푸쉬업과 달리 가슴, 어깨, 팔, 복근, 등까지 자신이 원하는 부위의 근육을 집중적으로 키울 수 있다는 것이다. 복근은 완벽한데 좁은 어깨가 콤플렉스고, 등은 매끈한데 가슴이 탄탄하지 못한 이들에게 필요한 부위만 집중 강화할 수 있는 프로그램으로 구성되어 빠른 시일 내에 콤플렉스를 타파하고 완벽한 몸을 가질 수 있다.

둘째, 운동 초보자도 무리 없이 할 수 있고, 부상의 위험이 적다.

힘콩 푸쉬업은 운동 기구를 전혀 사용하지 않고 오로지 자신의 몸만 이용해서 하는 운동이다. 자신의 몸을 운동 기구 삼아 직접 제어하기 때문에 본인의 체력과 운동 능력에 따라 스스로 자세나 가동 범위를 조절해서 운동 강도를 높이거나 낮출 수 있다. 때문에 운동 초보자들도 얼마든지 할 수 있고, 자신의 능력에 따라 조절할 수 있어서 자연스레 부상 위험도 줄어든다.

셋째, 언제 어디서든 할 수 있다.

힘콩 푸쉬업은 운동 기구가 필요하지 않기 때문에 시간이나 공간에 제약을 받지 않는다. 아침에 일어나서 잠들기 직전까지 10여 분의 시간과 작은 공간만 있다면 누구나 간단하게 운동할 수 있다.

넷째, 단순히 보이는 근육만 키우는 운동이 아니다.
힘콩 푸쉬업은 보이는 근육뿐만 아니라 인대와 힘줄을 강화시키고, 우리 몸의 중심인 척추와 골반을 흔들리지 않게 지지하고 균형을 잡아주는 코어 근육을 발달시킨다. 코어 근육은 몸의 안정성을 확보하고 올바른 자세를 유지하도록 하는 근육이다. 코어 근육이 안정되어 있지 않으면 신체 균형이 쉽게 무너지고 나쁜 자세로 변하게 된다.

기본 자세

1. 엉덩이의 자세

푸쉬업은 가슴, 팔, 어깨만 쓰는 운동이 아니다. 그 외에 엉덩이, 복부, 등, 하체도 사용하는 운동이다. 많은 사람들이 상체만 이용해 푸쉬업을 해서 엉덩이가 위로 올라오거나 밑으로 빠지는 경우가 많은데, 이는 잘못된 자세다. 올바른 푸쉬업 자세는 골반을 아래로 내리고 엉덩이를 조여 힘을 주는 것이다. 그리고 어깨부터 발끝까지 일직선으로 만들어야 한다. 이렇게 하면 복부와 엉덩이, 허리, 하체 모두 긴장한 상태에서 푸쉬업을 할 수 있다. 동작은 조금 어려울 수 있지만, 이렇게 해야 효과를 제대로 볼 수 있다.

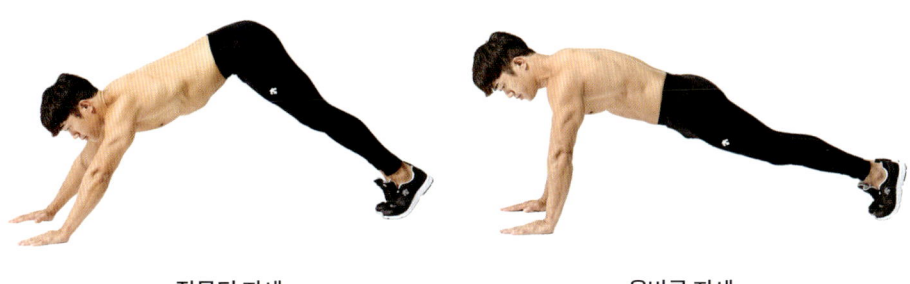

잘못된 자세　　　　　　　　올바른 자세

2. 팔의 위치

푸쉬업을 할 때 팔의 위치를 다양하게 할 수 있다. 팔을 어깨너비보다 2배 정도로 넓게 벌리고 푸쉬업을 하면 가슴 바깥쪽과 어깨가 발달되고, 팔을 어깨너비보다 약간 넓게 벌려 푸쉬업을 하면 가슴 전반이 발달된다. 팔을 어깨너비와 똑같이 벌리면 삼두근이 크게 발달되고, 팔을 어깨너비보다 좁게 벌리면 가슴 안쪽과 삼두근이 발달된다.

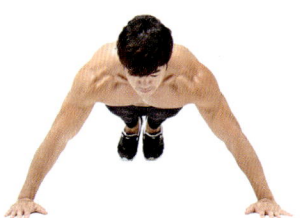
어깨너비보다 넓게 벌리기

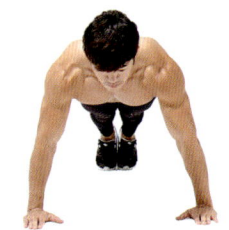
어깨너비보다 약간 넓게 벌리기

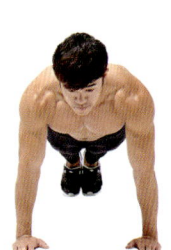
어깨너비로 벌리기

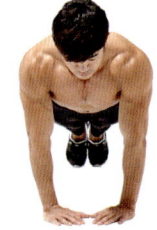
어깨너비보다 좁게 벌리기

상체의 각도에 따라서도 자극되는 부위가 달라진다. 의자, 계단처럼 바닥보다 높은 곳을 팔로 짚고 상체를 든 자세에서 푸쉬업을 하면 가슴 아래 부분이 발달되고, 다리를 바닥보다 높은 곳에 올리고 상체는 내린 자세로 푸쉬업을 하면 가슴 윗부분과 어깨가 발달된다.

3. 손바닥 사용법

푸쉬업을 할 때 어깨와 손목을 거의 수직선상에 놓고 해야 한다. 푸쉬업은 상체의 무게를 팔로 지탱하는데, 이때 어깨와 손목이 수직선상에 있어야 안정적으로 상체를 지탱할 수 있기 때문이다. 그리고 팔목에 가까운 손바닥 가장 아래 부분에 힘을 주어 바닥을 밀면서 푸쉬업을 해야 한다. 이렇게 해야 삼두근과 광배근, 대흉근에 더 큰 자극이 가서 강화되기 때문이다. 삼두근과 광배근은 푸쉬업을 할 때 보조근으로서 큰 역할을 수행하므로 이 두 부위의 근육이 강화되면 푸쉬업을 더욱더 안정적으로 할 수 있다.

4. 올바른 가동 범위

푸쉬업을 할 때에는 가슴이 바닥에 거의 닿을 때까지 '끝까지 내려갔다가 끝까지 올라오는 것'이 가장 바람직하다. 이 동작은 흔히 날개뼈라고 하는 견갑골의 움직임을 통해 확인할 수 있다. 상체를 내릴 때에는 견갑골이 척추 쪽으로 모아지면서 가슴이 벌어졌다가, 상체를 들어 올릴 때에는 견갑골이 벌어지면서 가슴이 모아지는 것이다. 어깨와 팔의 힘이 약한 사람들이 상체를 들어 올릴 때 견갑골이 펴지지 않는 경우가 있는데, 이 상태로 푸쉬업을 하면 제대로 된 효과를 볼 수 없다. 견갑골의 움직임은 자신이 충분히 제어할 수 있으므로 힘이 부족하면 바닥에 무릎을 대고 푸쉬업을 하면서 견갑골이 충분히 모아지고 벌어지는 것을 느끼면서 하는 것이 좋다.

5. 발의 위치

푸쉬업을 할 때 발의 위치에는 두 가지가 있다. 하나는 다리를 모으는 것이고, 다른 하나는 다리를 벌리는 것이다. 다리를 벌리고 푸쉬업을 하면 상체의 균형을 잡기가 편해서 좀 더 수월하게 푸쉬업을 할 수 있다. 이 자세는 상체의 무게중심이 지속적으로 바뀌는 푸쉬업(스파이더맨 푸쉬업, 힌두 푸쉬업, T 푸쉬업, 니 업 푸쉬업 등)을 할 때 많이 사용된다.

 다리를 모은 자세는 상체의 무게중심이 바뀌지 않는 푸쉬업을 할 때 많이 사용된다. 다리를 벌린 자세로 해야 하는 푸쉬업을 제외하고는 다리를 모은 자세로 푸쉬업을 하는 것이 좋다. 다리를 벌려서 무게중심을 잡는 것이 습관이 되면 엉덩이 근육, 코어 근육, 허리 근육의 사용도가 낮아져 그 부위의 근육 성장을 저해하기 때문이다.

6. 푸쉬업 호흡법

호흡법은 정말 간단하다. 몸을 바닥으로 내릴 때 근육을 이완시키면서 숨을 들이마시고, 몸을 들어 올릴 때 근육을 수축시키면서 내쉬면 된다. 호흡할 때 가장 중요한 것은 입이 아닌 코로 호흡을 하며, 한 번에 다 내쉬지 말고 호흡을 어느 정도 가지고 푸쉬업을 해야 한다는 것이다. 숨을 다 내쉬고 크게 들이마시면 근육의 긴장이 풀리기 때문에 근육 성장에 좋지 않고 부상의 위험도 높아진다.

7. 올바른 속도

푸쉬업을 무조건 빠른 속도로 하는 게 멋지고 효과가 좋다고 착각하는 사람이 많다. 하지만 숙달되지 않은 상태에서 빠르게만 하면 오히려 자세가 틀어지거나, 근육통이 생기는 등 역효과가 생긴다. 푸쉬업은 천천히 적당한 속도로 하는 것이 올바르다. 몸이 내려갈 때보다 올라올 때 속도를 약간 더 빠르게 해야 운동 효과를 제대로 볼 수 있다. 처음에는 자신의 체력에 맞춰서 속도를 찾는 게 중요하고, 숙달이 되면 한 번 내려가고 올라오는 시간을 2~3초를 기준으로 하는 게 적당하다.

Q & A

Q 정말 푸쉬업만으로 몸을 키울 수 있을까?

A 보디빌더처럼 크고 우람한 근육은 키울 수 없지만, TV에 나오는 연예인 정도의 몸을 만드는 것은 충분히 가능하다. 특히 힘콩 푸쉬업은 일반 푸쉬업과 달리 각 부위별 레벨업 운동법으로 구성돼 있기 때문에 자신이 원하는 부위를 집중적으로 키울 수 있다.

Q 푸쉬업은 매일 하면 되나?

A 근력 운동을 할 때에는 휴식이 반드시 필요하다. 근력 운동을 하면 근섬유가 찢어지면서 상처가 생긴다. 이때 우리 몸은 스스로 더 큰 근육이 필요하다고 인지하고, 근섬유가 회복하면서 더 큰 근육으로 성장한다. 때문에 제대로 된 효과를 보려면 반드시 충분한 휴식을 취해야 한다. 운동 강도에 따라서 휴식 시간은 다르지만, 보통 24~72시간 정도 쉬는 게 좋다.

만약 매일 푸쉬업을 한다면, 운동 부위를 바꿔가며 해야 효과가 있다. 예를 들어 오늘 가슴을 강화하는 푸쉬업을 했다면, 내일은 어깨를 강화하는 푸쉬업을 하는 것이다. 이렇게 해야 근육이 휴식과 성장하는 시간을 가질 수 있다.

Q 푸쉬업을 1회도 못 하면 어떻게 해야 할까?

A 평소 운동을 하지 않아 근력이 아예 없거나, 체중이 많이 나가거나, 선천적으로 힘이 약해 자신의 몸을 제어할 수 없다면 기본 푸쉬업을 1회도 하기 힘들 수 있다. 하지만 걱정할 필요는 없다. 무릎을 바닥에 대고 하는 낮은 난이도 푸쉬업부터 시작하면 된다.

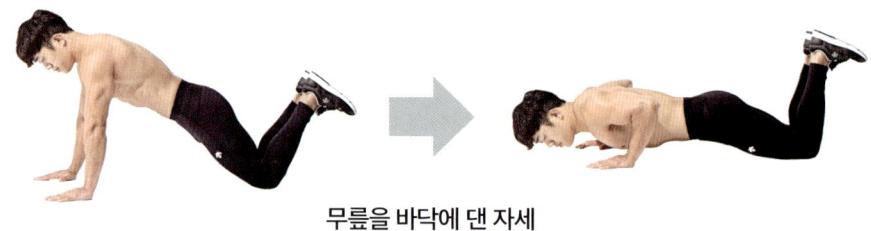

무릎을 바닥에 댄 자세

Q 운동하다가 자세가 틀어져도 계속 하는 것이 좋을까?

A 푸쉬업은 온몸을 긴장시켜서 해야 큰 효과를 볼 수 있는 운동이다. 따라서 상체의 힘이 빠져 자세가 무너지거나 엉덩이와 허리, 복근의 힘이 빠져서 허리가 굽어지면 바로 중단하는 것이 좋다. 푸쉬업을 하다가 자세가 무너지면 10초 정도 휴식을 취하고 다시 정자세로 2~3개 더 실시한다. 또 다른 방법은 자세가 무너지면 바로 무릎을 바닥에 대고 푸쉬업의 강도를 낮춰서

실시하는 것이다. 자신에게 맞는 한계점 돌파법을 선택해서 시도해보자.

Q 푸쉬업 전후로 스트레칭을 꼭 해야 할까?

A 푸쉬업이 간단하고 쉬워보여도 복합 운동이자 전신 운동이기 때문에 본 운동 전후로 반드시 충분한 스트레칭을 해야 한다. 운동 전과 후에 하는 스트레칭 동작도 다르다. 운동 전에 실시하는 '동적 스트레칭'은 관절을 충분히 움직여 유연성을 확보해서 운동 중에 혹시라도 발생할 수 있는 부상을 예방하고 운동 효과를 더욱 극대화시키는 역할을 한다. 반면에 운동 후에 하는 '정적 스트레칭'은 경직된 전신의 근육을 최대한 이완시키는 동작으로 뭉쳐 있는 근육을 풀어 근육통을 예방하고 전신 피로를 풀어준다.

Q 단계를 높일 때 100개인 이유는 무엇인가?

A 대부분의 사람들은 운동을 무조건 많이 하면 더 좋다고 생각한다. 하지만 그렇지 않다. 근육을 키우는 운동을 할 때 가장 큰 효과를 내는 운동 횟수는 12~15회를 1세트로 하는 것이다. 한 세트를 끝내고 1분에서 1분 30초 정도 휴식 시간을 가지고 2세트를 실시하여, 운동과 휴식을 번갈아서 총 5

세트를 하는 것이 근육을 키우는 데 가장 좋은 횟수다.

　외부의 자극을 받거나 무게가 있는 운동 기구를 들고 하는 운동의 경우 1세트당 12~15회가 가장 적당하고, 푸쉬업처럼 외부에서 어떤 무게의 힘을 받지 않고 오로지 내 몸의 무게만을 가지고 하는 경우는 1세트에 20회가 운동 효과를 가장 크게 볼 수 있는 개수다. 중간에 휴식 시간을 가지면서 5세트, 총 100회를 수행하는 데 무리가 없다면 난이도가 좀 더 높은 다음 레벨의 푸쉬업으로 넘어갈 수 있다.

　단, 상체의 무게중심을 좌우로 번갈아 실어서 연속 동작으로 하는 푸쉬업(원암 트라이셉스 푸쉬업, 사이드 투 사이드 푸쉬업, 사이드 무브 푸쉬업, 퍼펙트 푸쉬업, 스파이더맨 푸쉬업, 탭 니 푸쉬업, T 푸쉬업, 아쳐 푸쉬업, 타이퍼라이터 푸쉬업)은 양쪽을 모두 실시하면 2회로 간주한다. 푸쉬업은 전신 운동이기 때문에 상체를 한쪽으로 옮겼다고 해서 그쪽에만 자극이 가는 게 아니라 반대쪽에도 같은 자극이 가므로, 1회만 해도 기본 푸쉬업을 2회 하는 것과 같은 효과를 주는 것이다. 그래서 좌우로 번갈아서 하는 푸쉬업은 양쪽을 모두 수행한다는 조건으로 10회가 1세트로 총 50회를 수행하는 것을 레벨업 조건 개수로 지정한다.

푸쉬업 초급자를 위한 '7days 프로그램'

푸쉬업은 자신의 근력에 맞게 하는 것이 가장 중요하다. 본격적으로 푸쉬업 레벨업 프로그램을 하기 이전에 가장 먼저 해야 할 일이 있다. 바로 '나의 푸쉬업 단계'를 체크하는 것이다. 앞서 소개한 푸쉬업 기본 자세를 숙지한 후에 기본 푸쉬업 자세로 스스로 테스트하여 자신의 푸쉬업 단계를 체크한다. 자신의 운동 능력을 정확히 알아야 이후에 진행될 푸쉬업 레벨업 프로그램을 잘 따라할 수 있다.

TEST 조건

기본 푸쉬업 자세로 1분에 1세트씩 진행한다. 1세트가 끝나면 60~90초 휴식 시간을 가지고, 2세트를 진행한다. 운동과 휴식을 번갈아 총 5세트를 진행하며 평균적인 푸쉬업 개수를 체크한다.

TEST 결과

초급 1단계	20개 이하(1세트에 평균 4개 이하)
초급 2단계	21개 이상 50개 이하(1세트에 평균 5~10개)
초급 3단계	51개 이상 70개 이하(1세트에 평균 11~14개)

초급 1단계부터 3단계까지 자신의 푸쉬업 단계가 확인됐다면, 각 단계에 맞는 초급자 프로그램을 실시한다. 푸쉬업 초급자를 위한 7days 프로그램은 테스트와 동일하게 기본 푸쉬업으로 하고, 운동과 휴식을 번갈아가며 총 5세트를 10분간 실시한다. 하루 운동, 하루 휴식의 격일로 하며, 운동 전후에는 반드시 스트레칭을 한다. 각 세트마다 수행해야 하는 기본 푸쉬업 개수를 실시한 후에는 무릎을 바닥에 대고 하는 푸쉬업을 모든 힘을 다 쓸 때까지 하고서 휴식 시간을 갖는다.

· **초급 1단계** - 20개 이하(10분간 5세트 / 1세트에 평균 4개 이하)

(단위 : 개수)　　　　　　　　　　　　　한 세트가 끝나면 60~90초 휴식 시간을 갖는다.

		1세트	2세트	3세트	4세트	5세트	
월	동적 스트레칭	기본 푸쉬업 ×4 무릎 대고 푸쉬업 가능 할 때까지	기본 푸쉬업 ×3 무릎 대고 푸쉬업 가능 할 때까지	기본 푸쉬업 ×3 무릎 대고 푸쉬업 가능 할 때까지	기본 푸쉬업 ×2 무릎 대고 푸쉬업 가능 할 때까지	기본 푸쉬업 ×1 무릎 대고 푸쉬업 가능 할 때까지	정적 스트레칭
화	휴식						
수	동적 스트레칭	기본 푸쉬업 ×6 무릎 대고 푸쉬업 가능 할 때까지	기본 푸쉬업 ×5 무릎 대고 푸쉬업 가능 할 때까지	기본 푸쉬업 ×4 무릎 대고 푸쉬업 가능 할 때까지	기본 푸쉬업 ×3 무릎 대고 푸쉬업 가능 할 때까지	기본 푸쉬업 ×2 무릎 대고 푸쉬업 가능 할 때까지	정적 스트레칭
목	휴식						
금	동적 스트레칭	기본 푸쉬업 ×8 무릎 대고 푸쉬업 가능 할 때까지	기본 푸쉬업 ×7 무릎 대고 푸쉬업 가능 할 때까지	기본 푸쉬업 ×6 무릎 대고 푸쉬업 가능 할 때까지	기본 푸쉬업 ×5 무릎 대고 푸쉬업 가능 할 때까지	기본 푸쉬업 ×4 무릎 대고 푸쉬업 가능 할 때까지	정적 스트레칭
토	휴식						
일	휴식						

* 초급 1단계 프로그램이 끝나면 스스로 한 번 더 테스트를 진행하고, 자신의 운동 능력에 따라 단계를 바꿔서 한다.

· **초급 2단계** - 21개 이상 50개 이하(10분간 5세트 / 1세트에 평균 5~10개)

(단위 : 개수)   한 세트가 끝나면 60~90초 휴식 시간을 갖는다.

		1세트	2세트	3세트	4세트	5세트	
월	동적 스트레칭	기본 푸쉬업 ×7 무릎 대고 푸쉬업 가능할 때까지	기본 푸쉬업 ×6 무릎 대고 푸쉬업 가능할 때까지	기본 푸쉬업 ×5 무릎 대고 푸쉬업 가능할 때까지	기본 푸쉬업 ×4 무릎 대고 푸쉬업 가능할 때까지	기본 푸쉬업 ×3 무릎 대고 푸쉬업 가능할 때까지	정적 스트레칭
화		휴식					
수	동적 스트레칭	기본 푸쉬업 ×11 무릎 대고 푸쉬업 가능할 때까지	기본 푸쉬업 ×10 무릎 대고 푸쉬업 가능할 때까지	기본 푸쉬업 ×9 무릎 대고 푸쉬업 가능할 때까지	기본 푸쉬업 ×8 무릎 대고 푸쉬업 가능할 때까지	기본 푸쉬업 ×7 무릎 대고 푸쉬업 가능할 때까지	정적 스트레칭
목		휴식					
금	동적 스트레칭	기본 푸쉬업 ×14 무릎 대고 푸쉬업 가능할 때까지	기본 푸쉬업 ×13 무릎 대고 푸쉬업 가능할 때까지	기본 푸쉬업 ×12 무릎 대고 푸쉬업 가능할 때까지	기본 푸쉬업 ×11 무릎 대고 푸쉬업 가능할 때까지	기본 푸쉬업 ×10 무릎 대고 푸쉬업 가능할 때까지	정적 스트레칭
토		휴식					
일		휴식					

* 초급 2단계 프로그램이 끝나면 스스로 한 번 더 테스트를 진행하고, 자신의 운동 능력에 따라 단계를 바꿔서 한다.

· **초급 3단계** - 51개 이상 70개 이하(10분간 5세트 / 1세트에 11~14개)

(단위 : 개수)　　　　　　　　　　　　한 세트가 끝나면 60~90초 휴식 시간을 갖는다.

		1세트	2세트	3세트	4세트	5세트	
월	동적 스트레칭	기본 푸쉬업 ×14 무릎 대고 푸쉬업 가능할 때까지	기본 푸쉬업 ×13 무릎 대고 푸쉬업 가능할 때까지	기본 푸쉬업 ×12 무릎 대고 푸쉬업 가능할 때까지	기본 푸쉬업 ×11 무릎 대고 푸쉬업 가능할 때까지	기본 푸쉬업 ×10 무릎 대고 푸쉬업 가능할 때까지	정적 스트레칭
화	휴식						
수	동적 스트레칭	기본 푸쉬업 ×16 무릎 대고 푸쉬업 가능할 때까지	기본 푸쉬업 ×15 무릎 대고 푸쉬업 가능할 때까지	기본 푸쉬업 ×14 무릎 대고 푸쉬업 가능할 때까지	기본 푸쉬업 ×13 무릎 대고 푸쉬업 가능할 때까지	기본 푸쉬업 ×12 무릎 대고 푸쉬업 가능할 때까지	정적 스트레칭
목	휴식						
금	동적 스트레칭	기본 푸쉬업 ×18 무릎 대고 푸쉬업 가능할 때까지	기본 푸쉬업 ×17 무릎 대고 푸쉬업 가능할 때까지	기본 푸쉬업 ×16 무릎 대고 푸쉬업 가능할 때까지	기본 푸쉬업 ×15 무릎 대고 푸쉬업 가능할 때까지	기본 푸쉬업 ×14 무릎 대고 푸쉬업 가능할 때까지	정적 스트레칭
토	휴식						
일	휴식						

* 초급 3단계 프로그램이 끝나면 스스로 한 번 더 테스트를 진행한다. 70개 이상 수행이 가능해지면 이제 부위별 레벨업 프로그램을 시작할 수 있을 정도로 기초 체력이 쌓였다는 뜻이므로, '힘콩 푸쉬업으로 완성하는 상체 부위별 운동' 프로그램에 도전해보자.

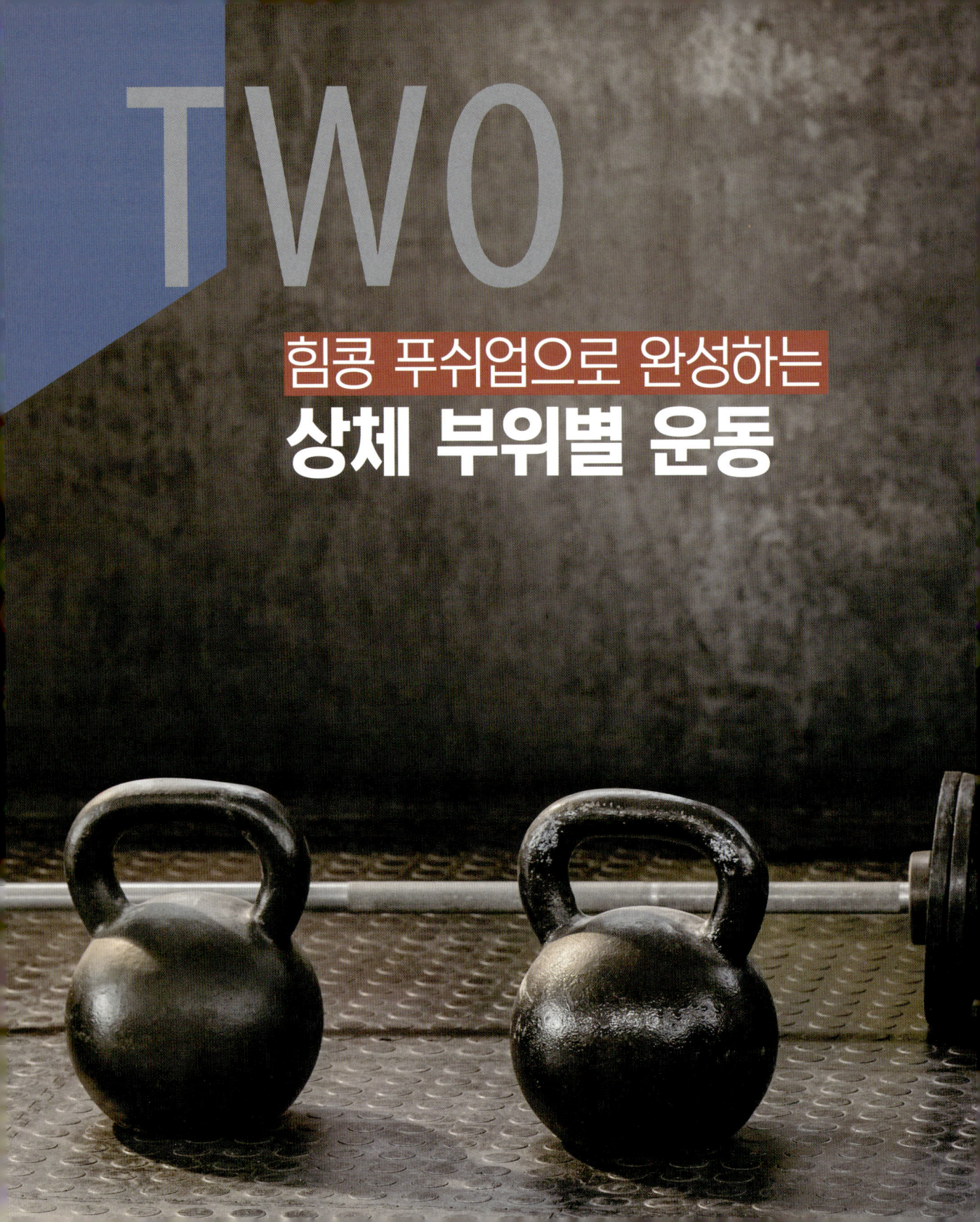

TWO
힘콩 푸쉬업으로 완성하는
상체 부위별 운동

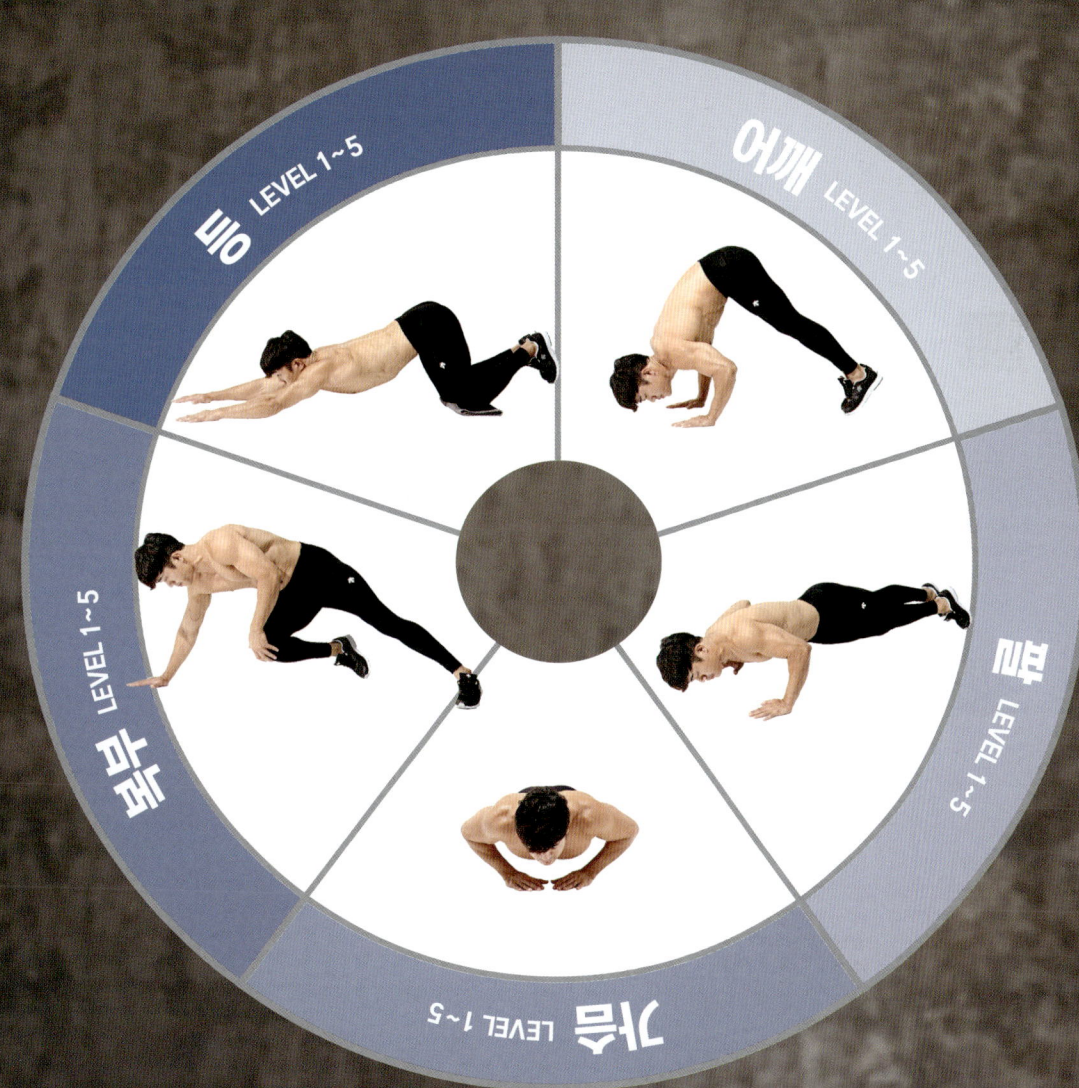

어깨

- **LEVEL 1** 기본 푸쉬업
- **LEVEL 2** 숄더 푸쉬업
- **LEVEL 3** 힌두 푸쉬업
- **LEVEL 4** PP 푸쉬업
- **LEVEL 5** 핸드스탠드 푸쉬업

LEVEL 1 기본 푸쉬업
어깨

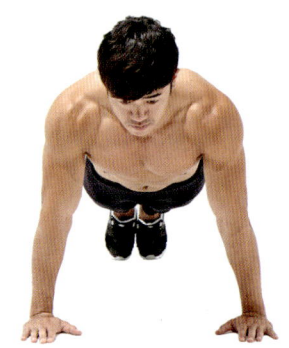

1 양손은 어깨너비보다 약간 넓게 벌려 바닥을 짚고, 양발은 모아서 바닥에 대고 엎드린다. 양팔을 곧게 펴고 어깨부터 발끝까지 몸 전체를 긴장시켜 일직선을 만든다.

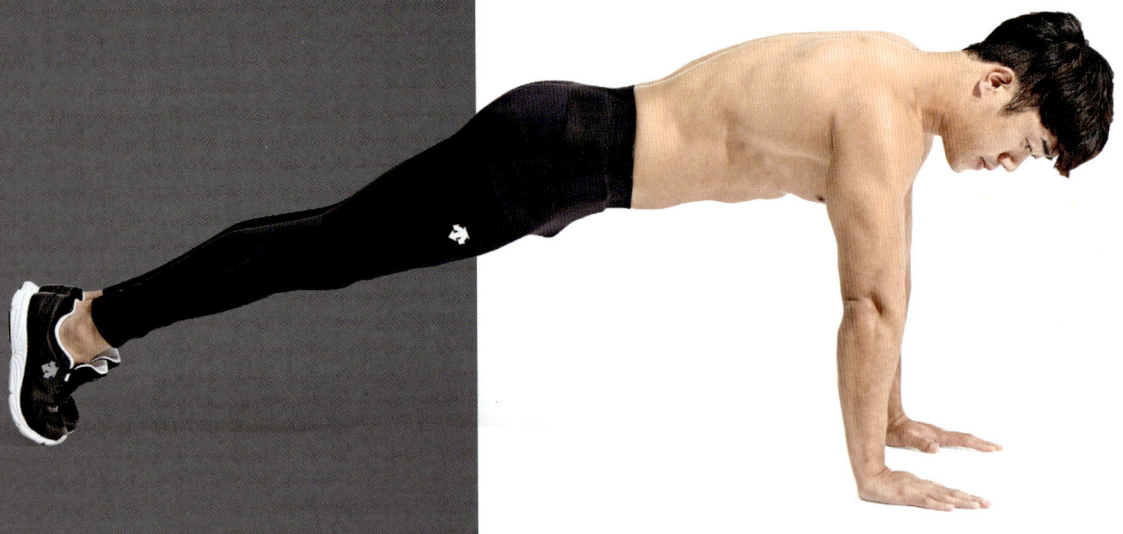

엎드린 상태로 가슴 근육을 수축, 이완시키는 동작을 반복하는 운동으로 가슴, 어깨, 팔의 힘을 필요로 한다. 동작을 수행하면 가슴, 어깨, 복부, 등, 허리, 팔까지 상체를 전반적으로 키울 수 있다.

20회 / 5set

10분에 100개 수행이 가능하면 'LEVEL 2'를 실시하세요.

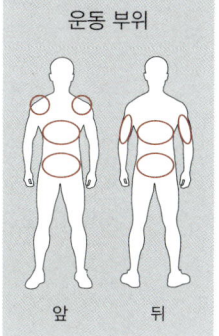

운동 부위

앞   뒤

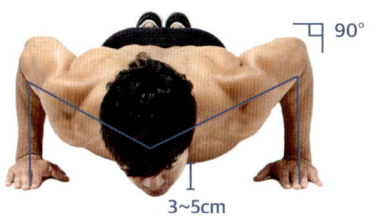

2

숨을 들이마시면서 팔꿈치를 90도가 될 때까지 굽힌다. 가슴과 바닥의 간격이 3~5cm 정도 떨어져 있는 것이 좋으며, 정면에서 보면 M자형 자세가 되도록 한다. 숨을 내쉬면서 손바닥으로 바닥을 강하게 밀며 1번 자세로 되돌아온다.

TIP 팔을 굽히고 펼 때는 연속 동작으로 하며, 몸이 한 번 내려가고 올라오는 시간은 2~3초로 한다.

POINT
엉덩이가 아래로 떨어지거나 위로 올라오지 않도록 주의한다. 엉덩이, 허리, 복부에 힘을 주어 일직선이 되도록 한다.

LEVEL 2 숄더 푸쉬업
어깨

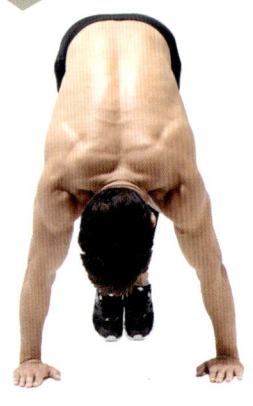

1 양손은 어깨너비보다 약간 넓게 벌려 바닥을 짚고, 양발은 모아서 발끝을 바닥에 댄다. 엉덩이를 최대한 위로 들어 올려 몸을 세모 모양이 되도록 한다.

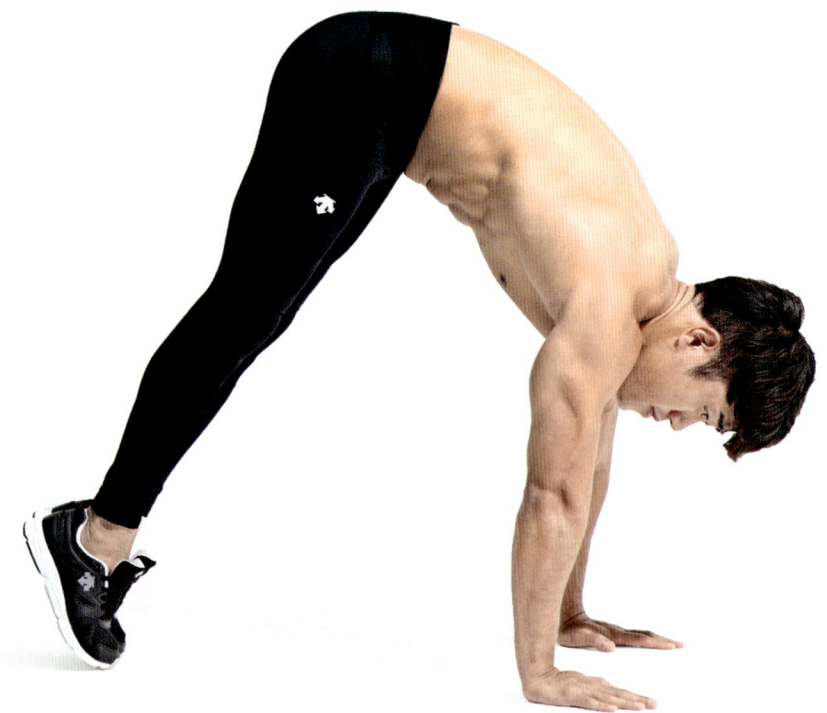

엉덩이를 들어 올려 몸을 삼각형 모양으로 만든 상태에서 하는 푸쉬업으로 어깨 측면삼각근에 큰 자극을 줄 수 있다. 이 운동은 어깨 근육뿐만 아니라 팔과 허리 근육을 발달시키는 데도 큰 효과가 있다.

20회 / 5set

운동 부위

10분에 100개 수행이 가능하면 'LEVEL 3'을 실시하세요.

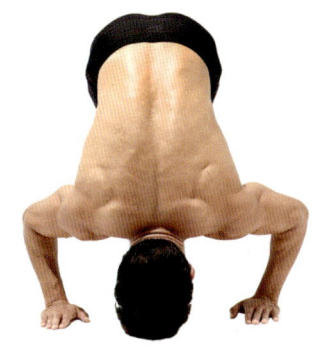

2 숨을 들이마시면서 팔꿈치를 굽혀 머리가 바닥에 닿기 직전까지 내리고, 숨을 내쉬면서 손바닥으로 바닥을 강하게 밀며 1번 자세로 되돌아온다.

PLUS

양발을 의자에 올려놓고 푸쉬업을 하면 더 큰 효과를 볼 수 있다.

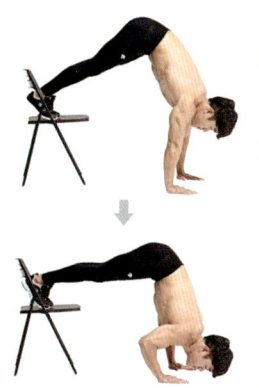

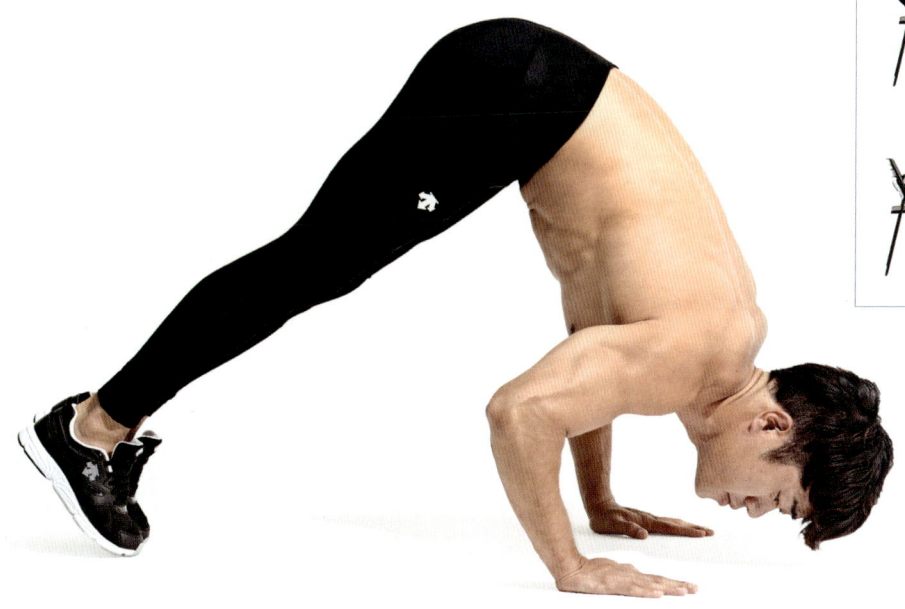

LEVEL 3 힌두 푸쉬업
어깨

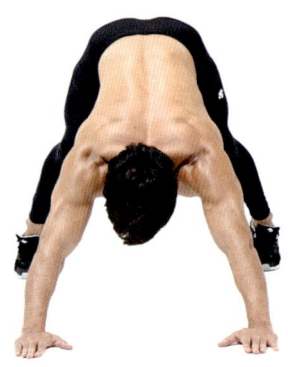

1 양손과 양발을 어깨너비보다 약간 넓게 벌려 바닥에 댄다. 엉덩이를 위로 들어 올려 상체와 하체가 세모 모양이 되도록 한다.

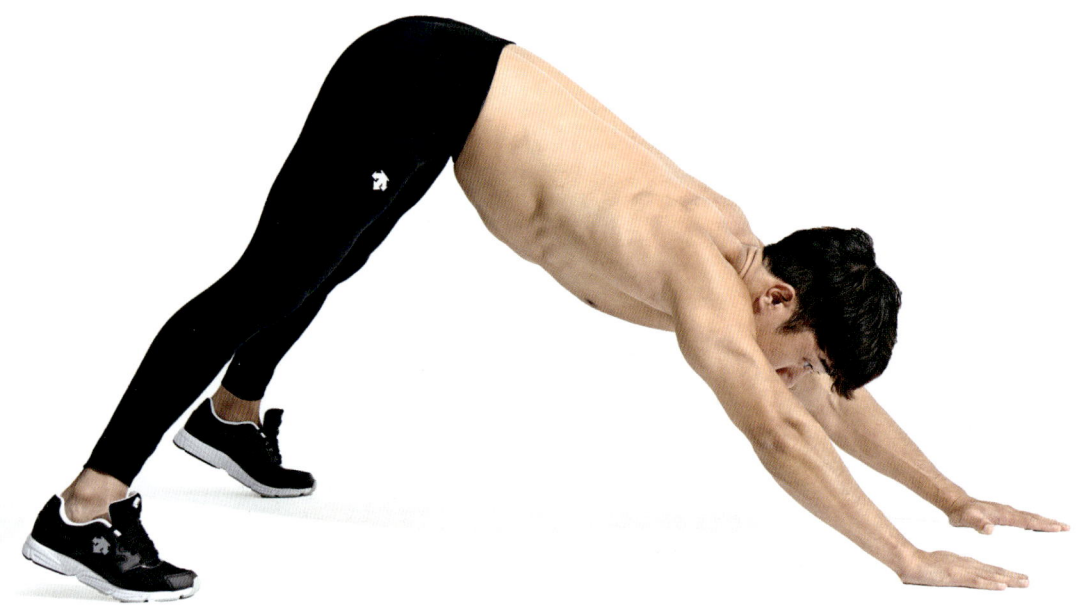

엎드린 상태로 상체를 바닥과 가깝게 웨이브하듯 움직이는 동작으로 어깨 근육의 힘을 많이 필요로 한다. 상체를 내린 상태에서 오랫동안 수축시키는 동작으로 어깨 근육뿐 아니라 상체 근력도 고르게 발달한다.

20회 / 5set

10분에 100개 수행이 가능하면 'LEVEL 4'를 실시하세요.

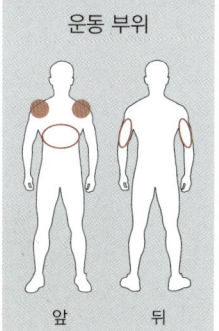

운동 부위

앞   뒤

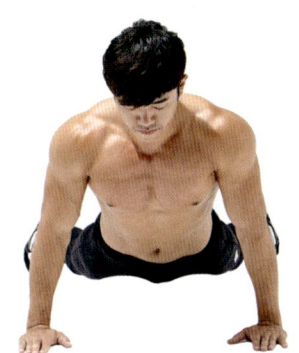

2 숨을 들이마시면서 머리, 가슴, 배 순서대로 바닥과 가까워지도록 미끄러지듯이 몸을 부드럽게 내린다. 숨을 내쉬면서 1번 자세로 되돌아온다.

POINT
몸을 내릴 때 바닥에 최대한 밀착시키되 바닥에 닿지 않게 한다.

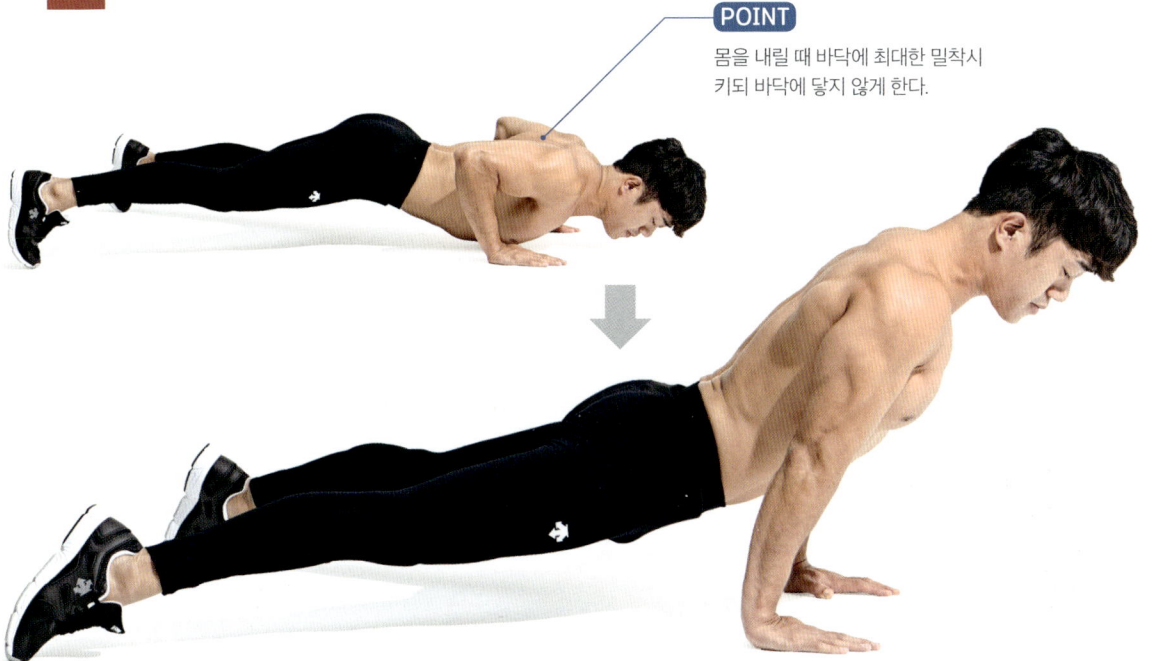

LEVEL 4 PP 푸쉬업
어깨

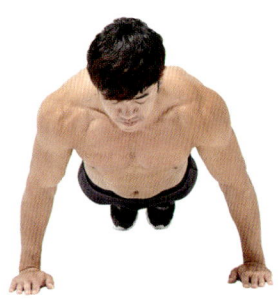

1 양손은 어깨너비보다 약간 넓게 벌려 배꼽 양옆 바닥을 짚고, 양발은 모아서 바닥에 대고 엎드린다. 양팔을 곧게 펴고 어깨부터 발끝까지 몸 전체를 긴장시켜 일직선을 만든다.

POINT
양손이 배꼽 옆에 올 정도로 상체를 앞으로 살짝 내민다.

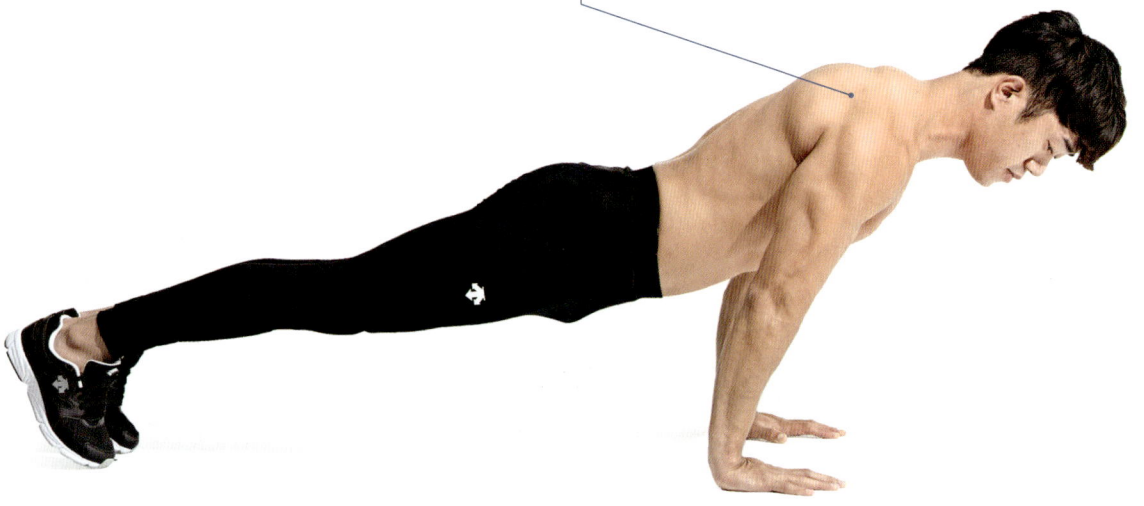

'Pseudo Planche(가짜 플란체)'의 약어로 무게중심을 앞으로 실어 어깨 앞쪽 근육인 전면삼각근에 자극을 극대화한 운동이다. 이 운동은 손목에 무리가 많이 가므로 운동 전에 손목 스트레칭(p.21)을 반드시 실시한다.

20회 / 5set

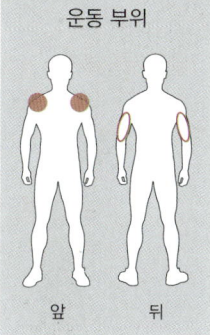

10분에 100개 수행이 가능하면 'LEVEL 5'를 실시하세요.

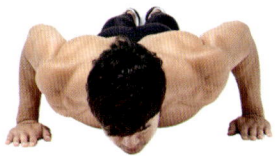

2 숨을 들이마시면서 팔꿈치를 굽혀 가슴이 바닥에 닿기 직전까지 내리고, 숨을 내쉬면서 손바닥으로 바닥을 강하게 밀며 1번 자세로 되돌아온다.

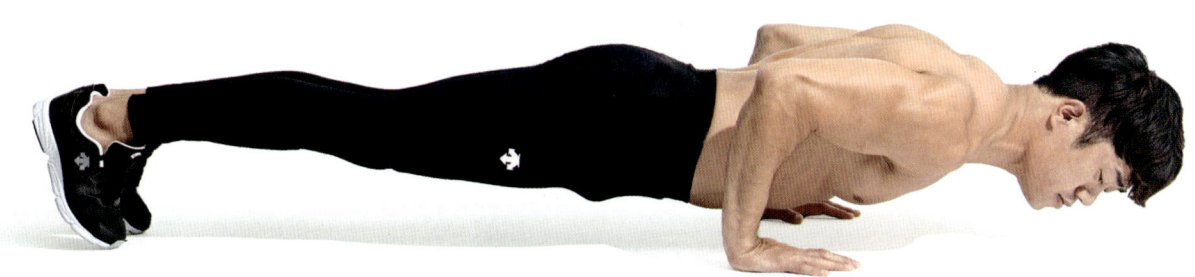

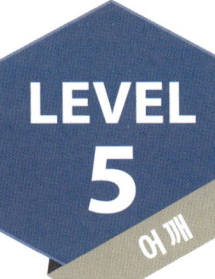

핸드스탠드 푸쉬업

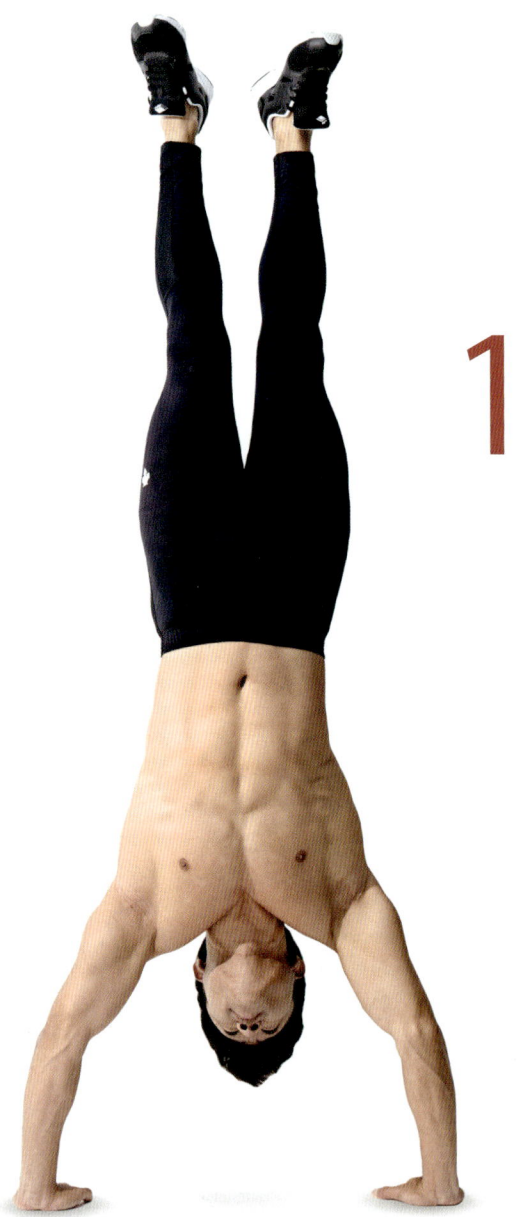

1 양손은 어깨너비보다 약간 넓게 벌려 바닥을 짚어 물구나무를 선다.

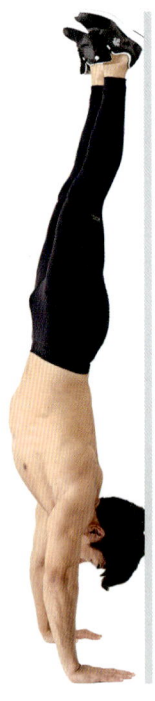

물구나무를 선 채로 하는 푸쉬업으로 어깨 근육과 코어 근육의 힘을 키워주는 운동이다. 특히 어깨 뒤쪽 근육인 후면삼각근이 크게 발달된다.

20회 / 5set

10분에 100개 수행이 가능하면, 당신의 '어깨'는 완벽하다!

운동 부위

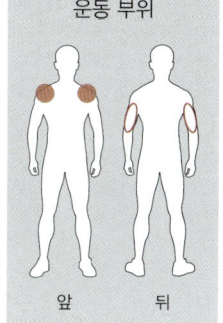

앞   뒤

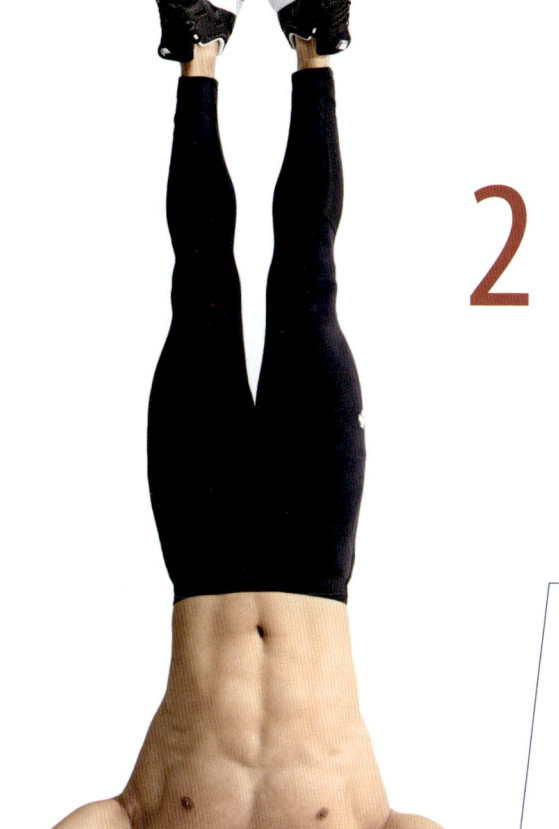

2

숨을 들이마시면서 팔꿈치를 굽혀 머리가 바닥에 닿기 직전까지 내리고, 숨을 내쉬면서 손바닥으로 바닥을 강하게 밀며 1번 자세로 되돌아온다.

POINT
부상 위험이 많은 동작이므로 처음에는 팔꿈치를 조금만 굽혀서 시작하고, 조금씩 팔꿈치 각도를 좁힌다.

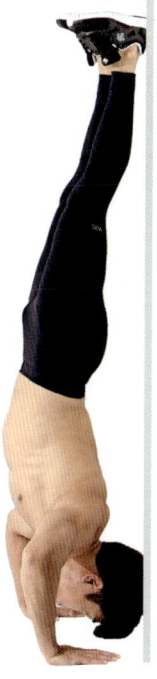

LEVEL 1 기본 푸쉬업

팔

- **LEVEL 1** 기본 푸쉬업
- **LEVEL 2** 클로즈 그립 푸쉬업
- **LEVEL 3** 트라이셉스 푸쉬업
- **LEVEL 4** 원암 트라이셉스 푸쉬업
- **LEVEL 5** 러시안 푸쉬업

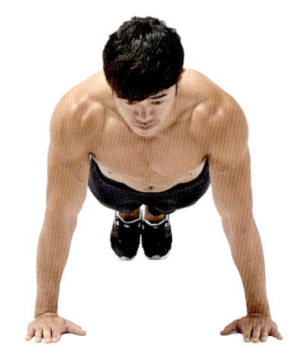

1 양손은 어깨너비보다 약간 넓게 벌려 바닥을 짚고, 양발은 모아서 바닥에 대고 엎드린다. 양팔을 곧게 펴고 어깨부터 발끝까지 몸 전체를 긴장시켜 일직선을 만든다.

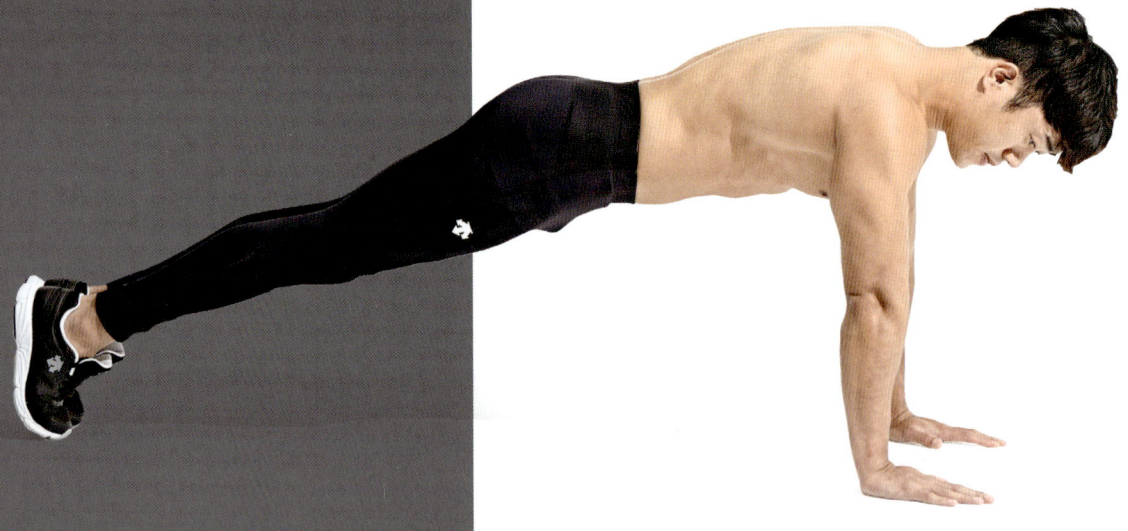

엎드린 상태로 가슴 근육을 수축, 이완시키는 동작을 반복하는 운동으로 가슴, 어깨, 팔의 힘을 필요로 한다. 동작을 수행하면 가슴, 어깨, 복부, 등, 허리, 팔까지 상체를 전반적으로 키울 수 있다.

20회 / 5set

10분에 100개 수행이 가능하면 'LEVEL 2'를 실시하세요.

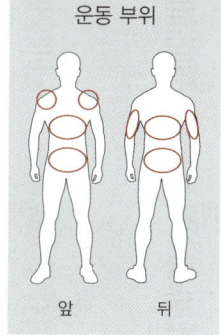

운동 부위

앞   뒤

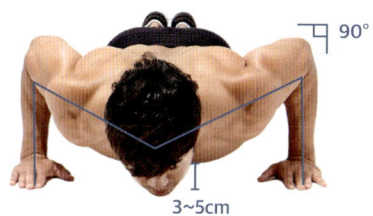

2

숨을 들이마시면서 팔꿈치를 90도가 될 때까지 굽힌다. 가슴과 바닥의 간격이 3~5cm 정도 떨어져 있는 것이 좋으며, 정면에서 보면 M자형 자세가 되도록 한다. 숨을 내쉬면서 손바닥으로 바닥을 강하게 밀며 1번 자세로 되돌아온다.

TIP 팔을 굽히고 펼 때는 연속 동작으로 하며, 몸이 한 번 내려가고 올라오는 시간은 2~3초로 한다.

POINT
엉덩이가 아래로 떨어지거나 위로 올라오지 않도록 주의한다. 엉덩이, 허리, 복부에 힘을 주어 일직선이 되도록 한다.

LEVEL 2 클로즈 그립 푸쉬업

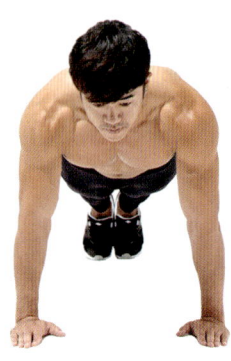

1 양손은 어깨너비로 벌려 바닥을 짚고, 양발은 모아서 바닥에 대고 엎드린다. 양팔을 곧게 펴고 어깨부터 발끝까지 몸 전체를 긴장시켜 일직선을 만든다.

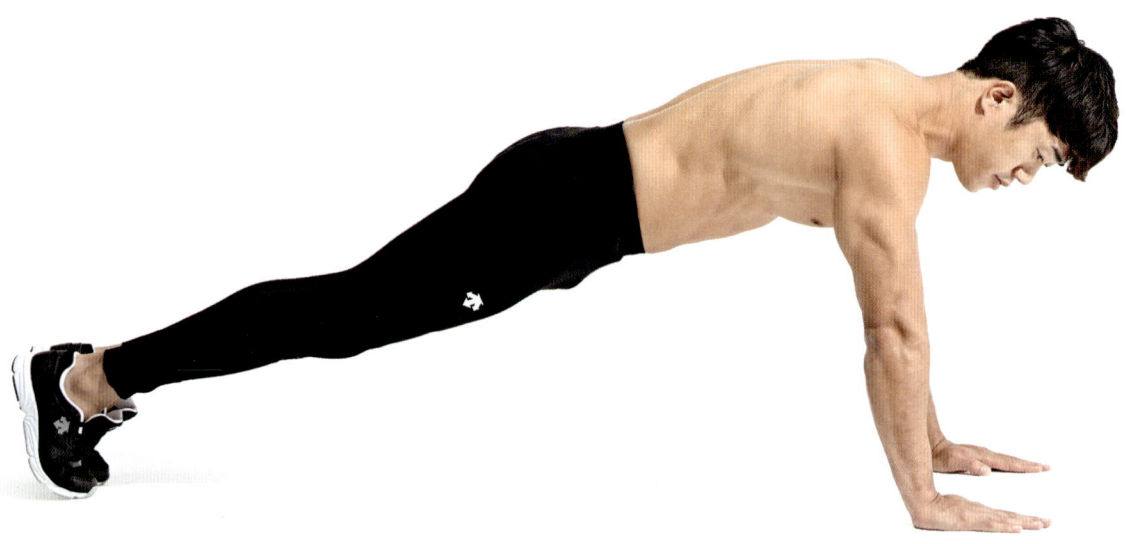

기본 푸쉬업보다 양손의 간격을 좁게 하여 팔꿈치를 옆구리에 최대한 가깝게 붙이는 동작으로 기본 푸쉬업과 비슷한 동작처럼 보이지만 삼두근에 더 큰 자극을 주는 운동이다.

20회 / 5set

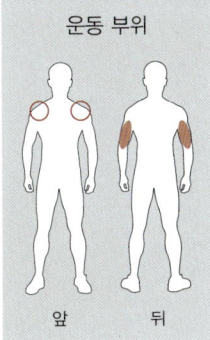

운동 부위

앞   뒤

10분에 100개 수행이 가능하면 'LEVEL 3'을 실시하세요.

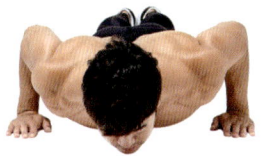

2 숨을 들이마시면서 팔을 옆구리에 붙인 상태에서 팔꿈치를 구부려 가슴이 바닥에 닿기 직전까지 내린다. 숨을 내쉬면서 삼두근을 이용해 상체를 들어 올려 1번 자세로 되돌아온다.

POINT
팔꿈치가 옆구리에 붙지 않으면 삼두근보다 어깨와 가슴에 자극이 더 많이 가므로 팔꿈치를 최대한 옆구리에 붙여서 실시한다.

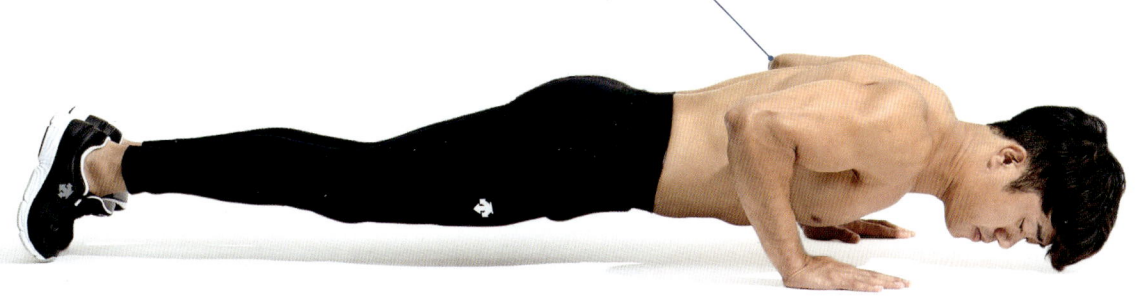

LEVEL 3 트라이셉스 푸쉬업

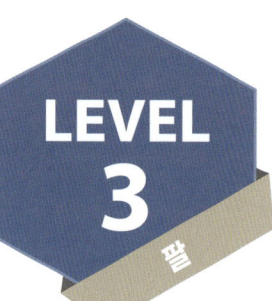

1 양손은 어깨너비보다 약간 넓게 벌려 바닥을 짚고, 양발은 모아서 바닥에 대고 엎드린다. 양팔을 곧게 펴고 어깨부터 발끝까지 몸 전체를 긴장시켜 일직선을 만든다.

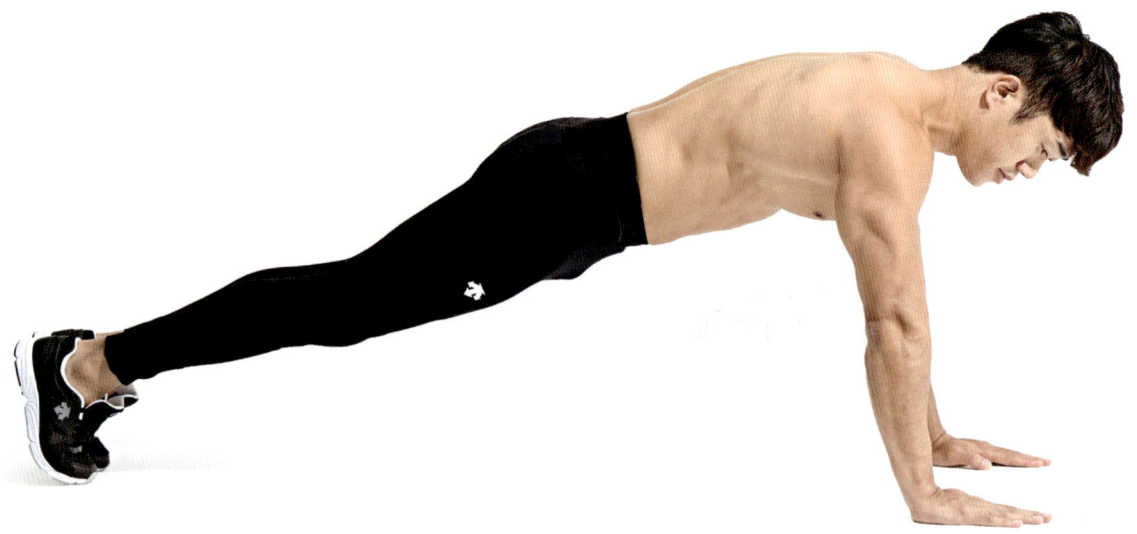

엎드린 상태에서 팔꿈치를 굽혔다 펴는 동작으로 삼두근을 키우는 데 큰 효과가 있다. 이 운동은 손목과 어깨에 무리가 많이 가므로 운동 전에 손목(p.21), 어깨(p.18) 스트레칭을 반드시 실시한다.

20회 / 5set

10분에 100개 수행이 가능하면 'LEVEL 4'를 실시하세요.

운동 부위

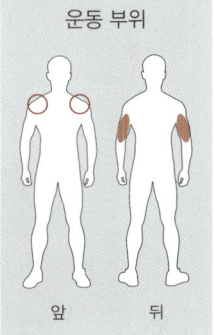

앞   뒤

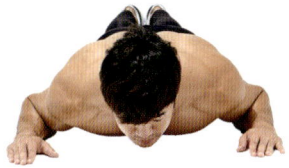

2 숨을 들이마시면서 팔꿈치를 굽혀 팔꿈치가 바닥에 닿을 때까지 내리고, 숨을 내쉬면서 삼두근을 이용해 상체를 들어 올려 1번 자세로 되돌아온다.

POINT
팔꿈치 부상을 예방하기 위해 상체를 최대한 천천히 내린다.

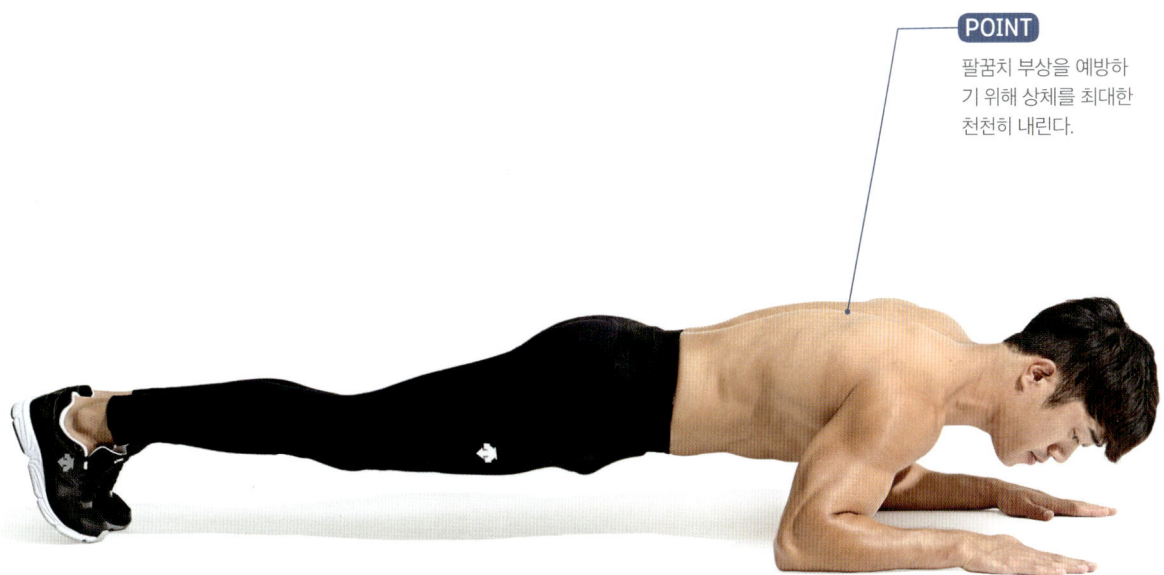

LEVEL 4 원암 트라이셉스 푸쉬업
팔

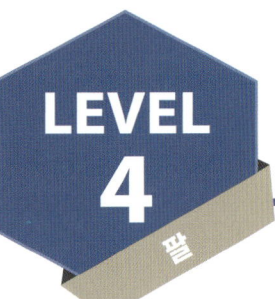

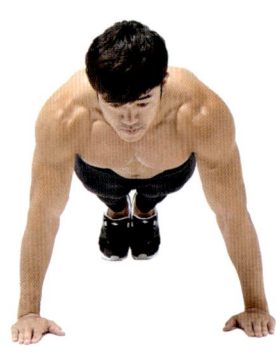

1 양손은 어깨너비보다 약간 넓게 벌려 바닥을 짚고, 양발은 모아서 바닥에 대고 엎드린다. 양팔을 곧게 펴고 어깨부터 발끝까지 몸 전체를 긴장시켜 일직선을 만든다.

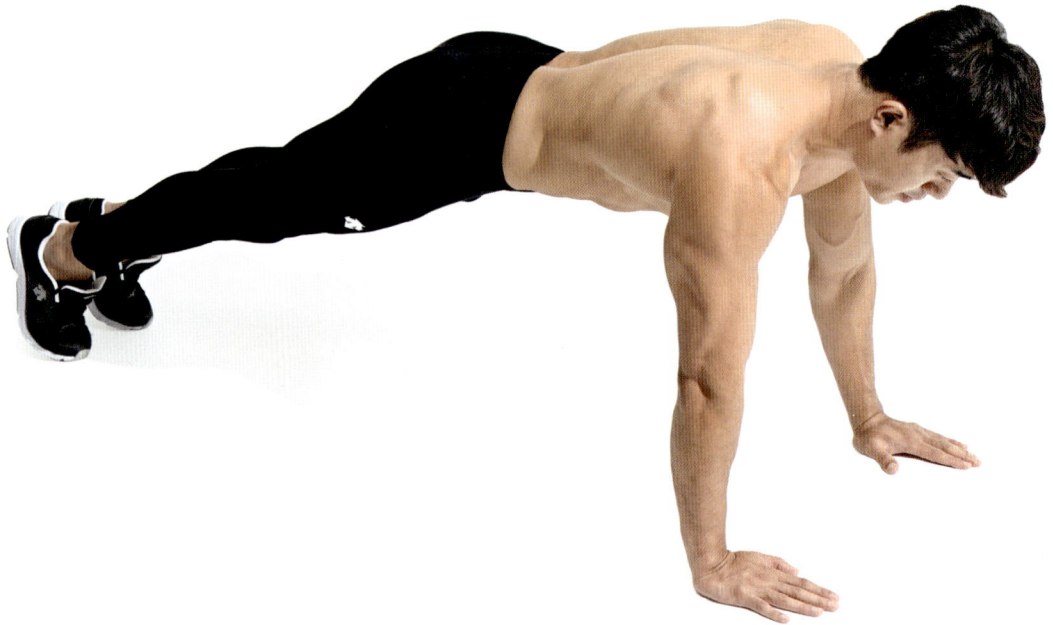

엎드린 상태에서 무게중심을 좌우로 번갈아 실어 한쪽 팔로 상체를 들어 올리는 운동으로 삼두근에 큰 자극이 간다. 이 운동은 삼두근뿐만 아니라 어깨 근육과 코어 근육을 부가적으로 키워준다.

10회 / 5set

운동 부위

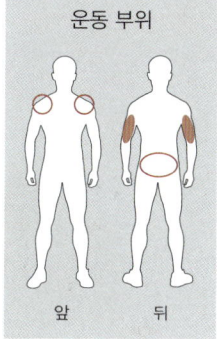

앞 뒤

10분에 50개 수행이 가능하면 'LEVEL 5'를 실시하세요.

TIP 상체의 무게중심을 좌우로 번갈아 실어서 연속 동작으로 하는 푸쉬업의 경우 양쪽을 모두 실시하면 2회로 간주한다. 양쪽을 모두 수행한다는 조건으로 10회가 1세트로 총 50회를 수행하는 것을 레벨업 조건 개수로 지정한다.

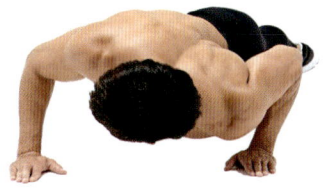

2 오른쪽 발을 왼쪽 발 옆으로 넘기고 숨을 들이마시면서 왼쪽 팔꿈치를 굽혀 왼쪽 상체가 바닥에 닿기 직전까지 내린다.

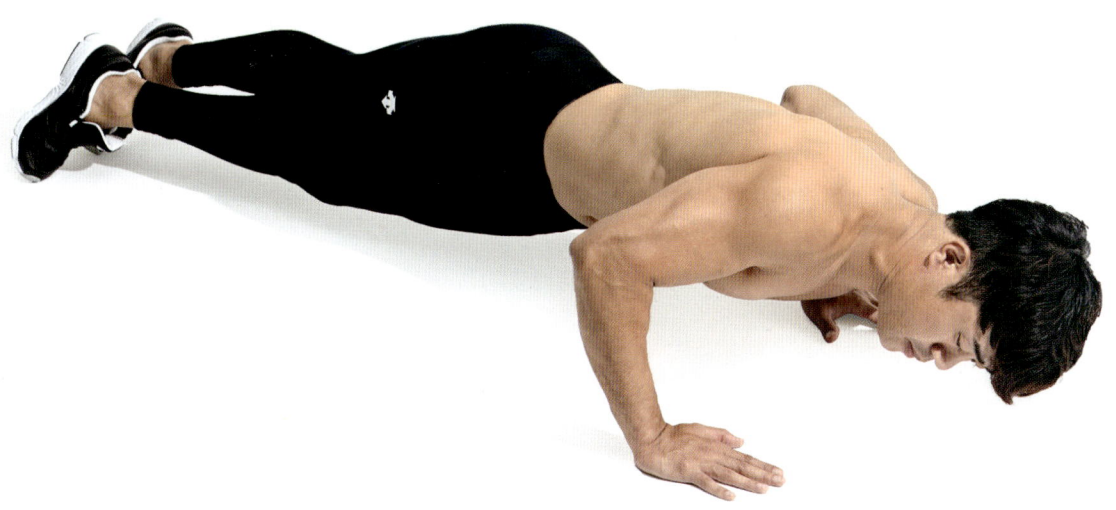

원암 트라이셉스 푸쉬업

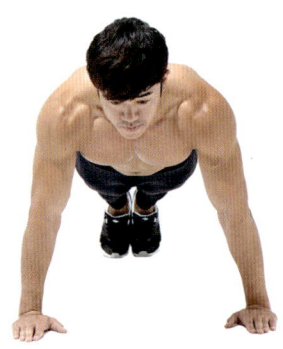

3 숨을 내쉬면서 왼쪽 팔의 삼두근을 이용해 상체를 세워 1번 자세로 되돌아온다.

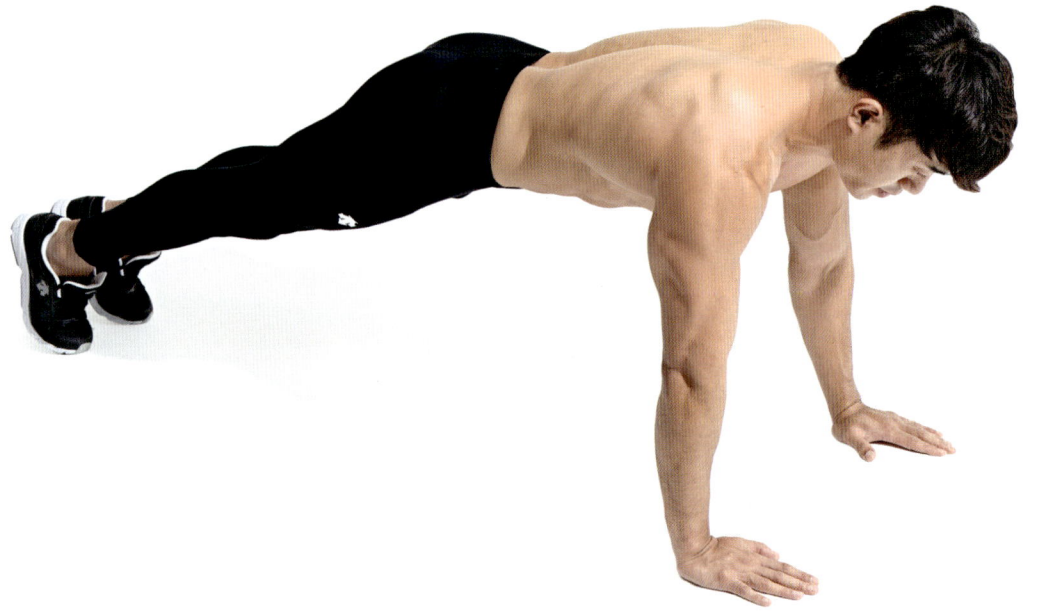

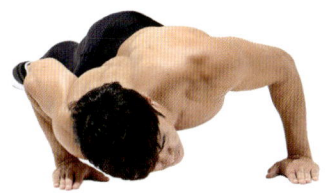

4 반대쪽도 동일하게 실시한다.

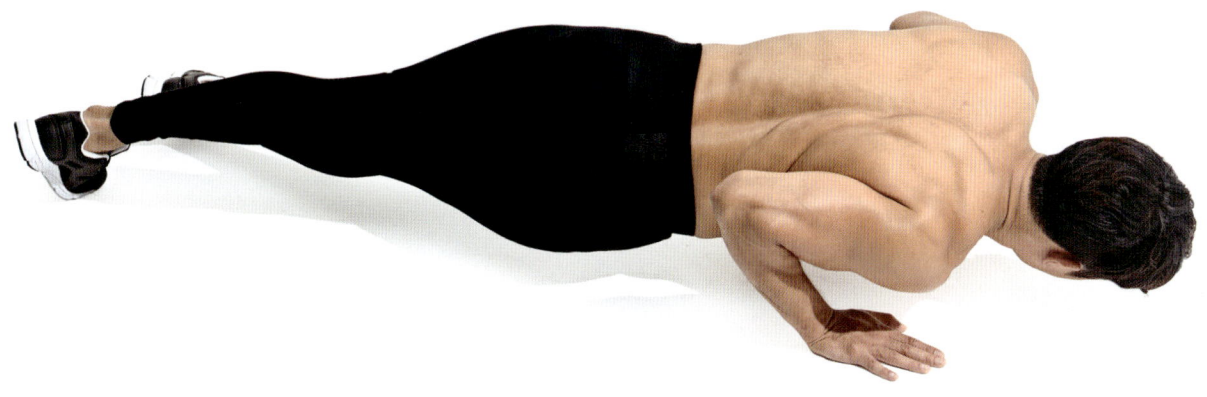

LEVEL 5 러시안 푸쉬업

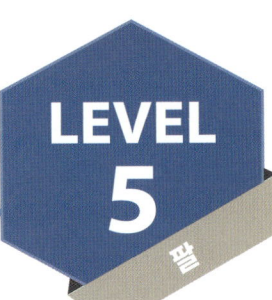

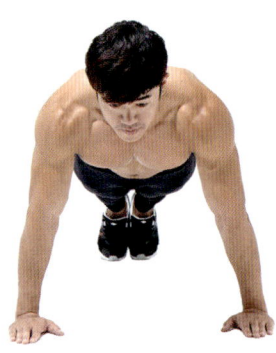

1 양손은 어깨너비보다 약간 넓게 벌려 바닥을 짚고, 양발은 모아서 바닥에 대고 엎드린다. 양팔을 곧게 펴고 어깨부터 발끝까지 몸 전체를 긴장시켜 일직선을 만든다.

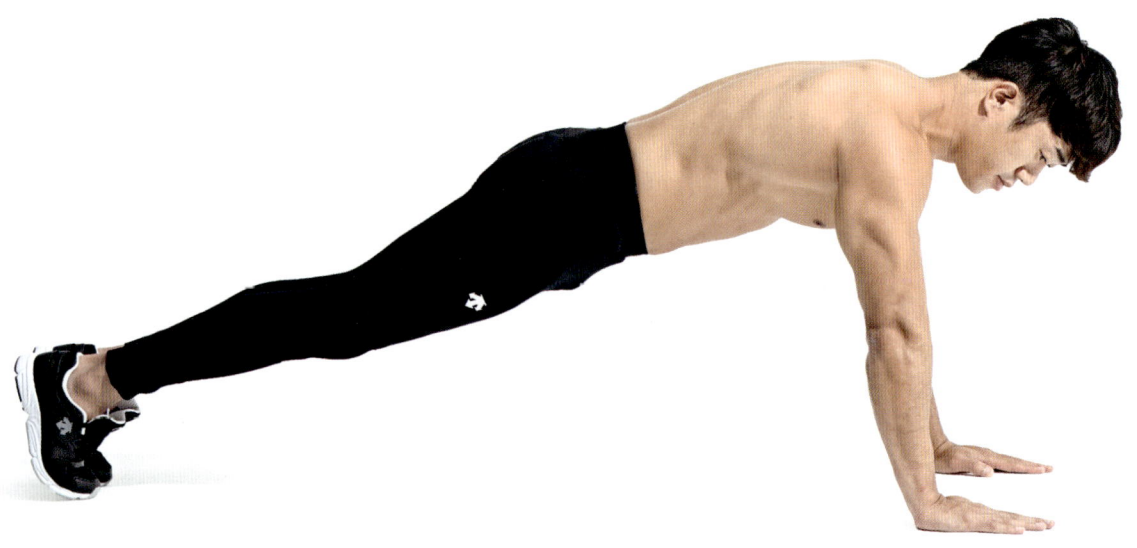

기본 푸쉬업과 트라이셉스 푸쉬업을 연결하여 수행하는 운동으로 삼두근에 가장 큰 자극을 주는 것은 물론 가슴 근육도 크게 키울 수 있다. 허리와 복부도 발달시켜준다.

20회 / 5set

운동 부위

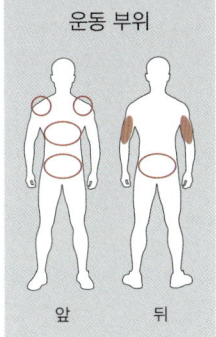

앞 뒤

10분에 100개 수행이 가능하면, 당신의 '팔'은 완벽하다!

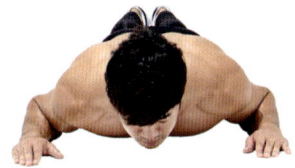

2 숨을 들이마시면서 팔꿈치를 굽혀 가슴이 바닥에 닿기 직전까지 내린 다음 팔꿈치를 움직여 바닥에 붙인다. 숨을 내쉬면서 삼두근을 이용해 상체를 들어 올려 1번 자세로 되돌아온다.

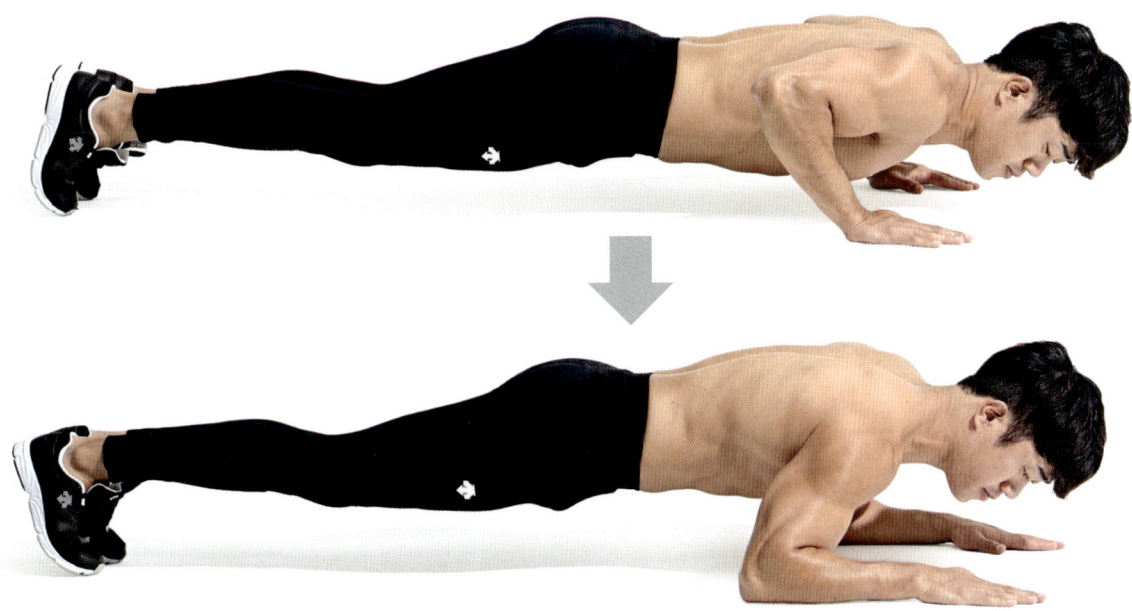

73

가슴

LEVEL 1	기본 푸쉬업
LEVEL 2	익스플로 푸쉬업
LEVEL 3	사이드 투 사이드 푸쉬업
LEVEL 4	사이드 무브 푸쉬업
LEVEL 5	퍼펙트 푸쉬업

LEVEL 1 기본 푸쉬업
가슴

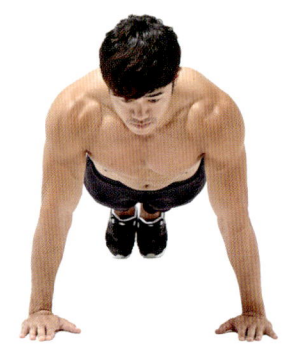

1 양손은 어깨너비보다 약간 넓게 벌려 바닥을 짚고, 양발은 모아서 바닥에 대고 엎드린다. 양팔을 곧게 펴고 어깨부터 발끝까지 몸 전체를 긴장시켜 일직선을 만든다.

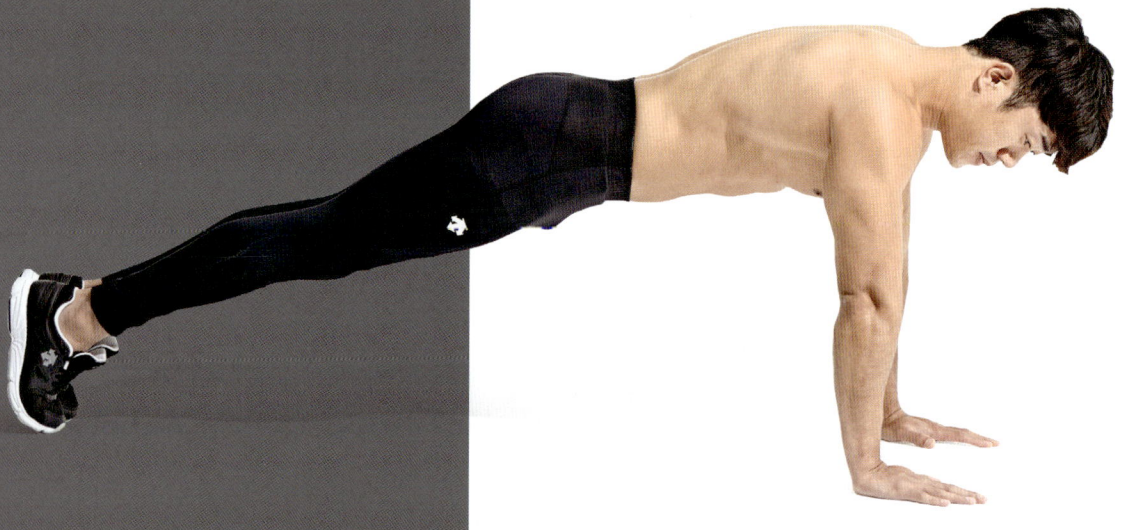

엎드린 상태로 가슴 근육을 수축, 이완시키는 동작을 반복하는 운동으로 가슴, 어깨, 팔의 힘을 필요로 한다. 동작을 수행하면 가슴, 어깨, 복부, 등, 허리, 팔까지 상체를 전반적으로 키울 수 있다.

20회 / 5set

10분에 100개 수행이 가능하면 'LEVEL 2'를 실시하세요.

운동 부위

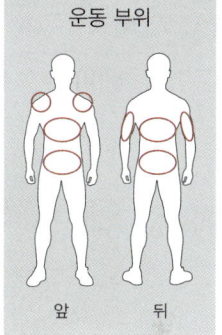

앞   뒤

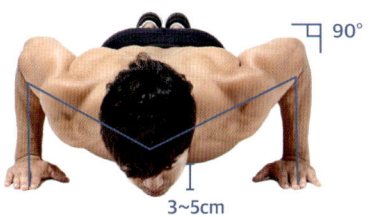

90°
3~5cm

2

숨을 들이마시면서 팔꿈치를 90도가 될 때까지 굽힌다. 가슴과 바닥의 간격이 3~5cm 정도 떨어져 있는 것이 좋으며, 정면에서 보면 M자형 자세가 되도록 한다. 숨을 내쉬면서 손바닥으로 바닥을 강하게 밀며 1번 자세로 되돌아온다.

TIP 팔을 굽히고 펼 때는 연속 동작으로 하며, 몸이 한 번 내려가고 올라오는 시간은 2~3초로 한다.

POINT
엉덩이가 아래로 떨어지거나 위로 올라오지 않도록 주의한다. 엉덩이, 허리, 복부에 힘을 주어 일직선이 되도록 한다.

LEVEL 2 익스플로 푸쉬업
가슴

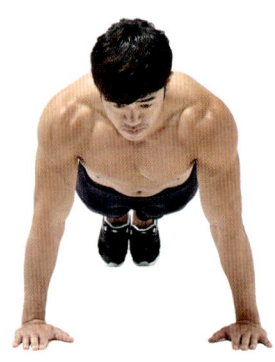

1 양손은 어깨너비보다 약간 넓게 벌려 바닥을 짚고, 양발은 모아서 바닥에 대고 엎드린다. 양팔을 곧게 펴고 어깨부터 발끝까지 몸 전체를 긴장시켜 일직선을 만든다. 숨을 들이마시면서 팔꿈치를 굽혀 가슴이 바닥에 닿기 직전까지 내린다.

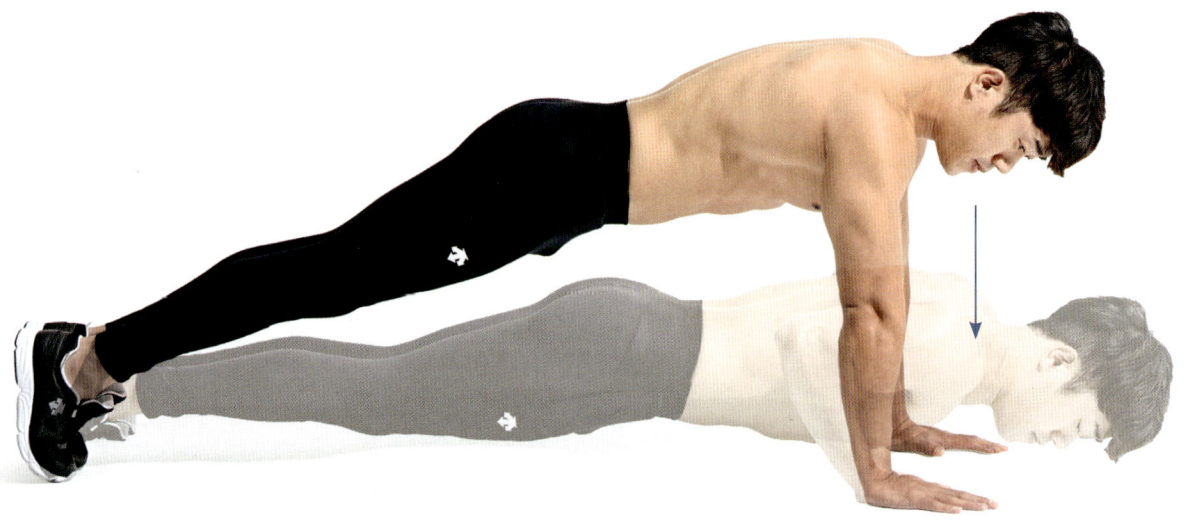

기본 푸쉬업의 수축 동작 시 손바닥을 바닥에서 점프시키는 동작으로 가슴 근육에 큰 자극을 줄 수 있다. 이 운동은 가슴, 어깨, 삼두근의 힘을 필요로 하며 복부와 허리에 지속적인 긴장을 유도하여 코어 근육이 크게 발달한다.

20회 / 5set

10분에 100개 수행이 가능하면 'LEVEL 3'을 실시하세요.

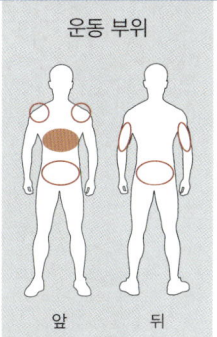

운동 부위

앞　뒤

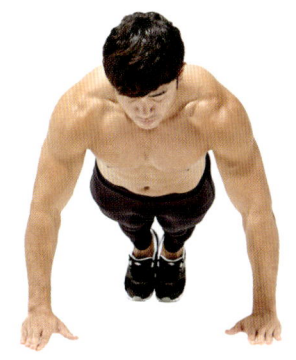

2 숨을 내쉬면서 손바닥으로 바닥을 강하게 밀어 상체를 올린다. 바닥에서 두 손을 떼고 상체만 점프한 후 바닥을 다시 짚으며 그대로 팔꿈치를 굽혀 푸쉬업을 한다. 이때 양발은 바닥에서 떨어지지 않는다.

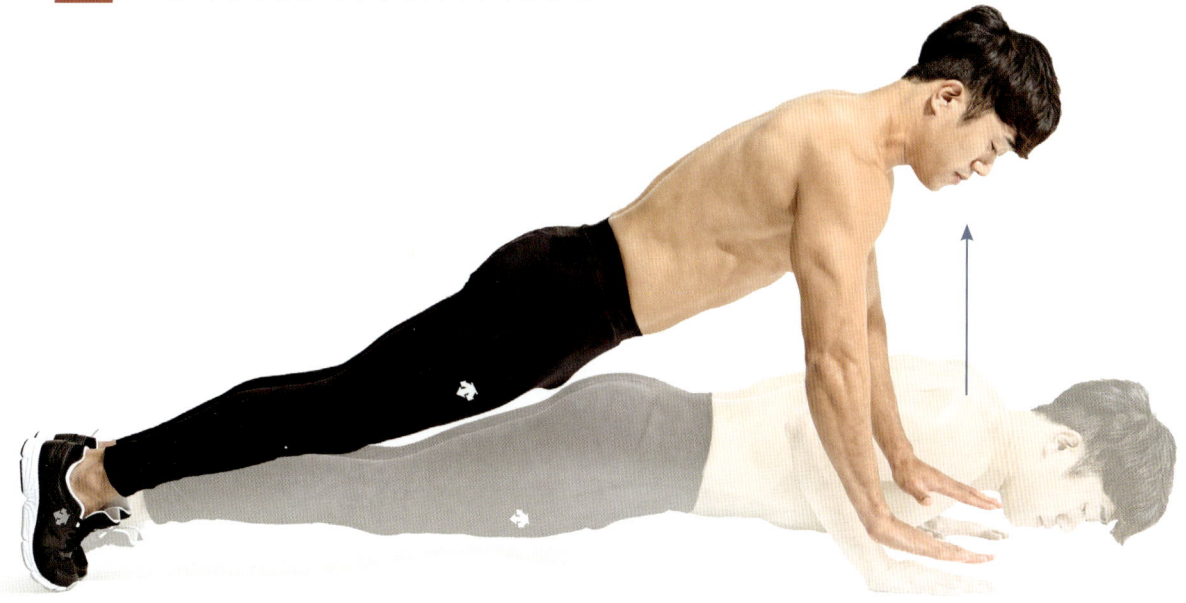

LEVEL 3 사이드 투 사이드 푸쉬업
가슴

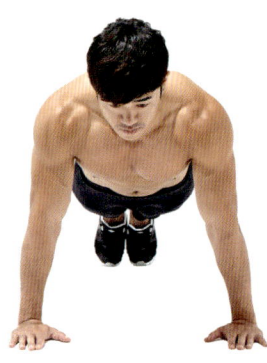

1 양손은 어깨너비보다 약간 넓게 벌려 바닥을 짚고, 양발은 모아서 바닥에 댄다. 양팔을 곧게 펴고 어깨부터 발끝까지 몸 전체를 긴장시켜 일직선을 만든다.

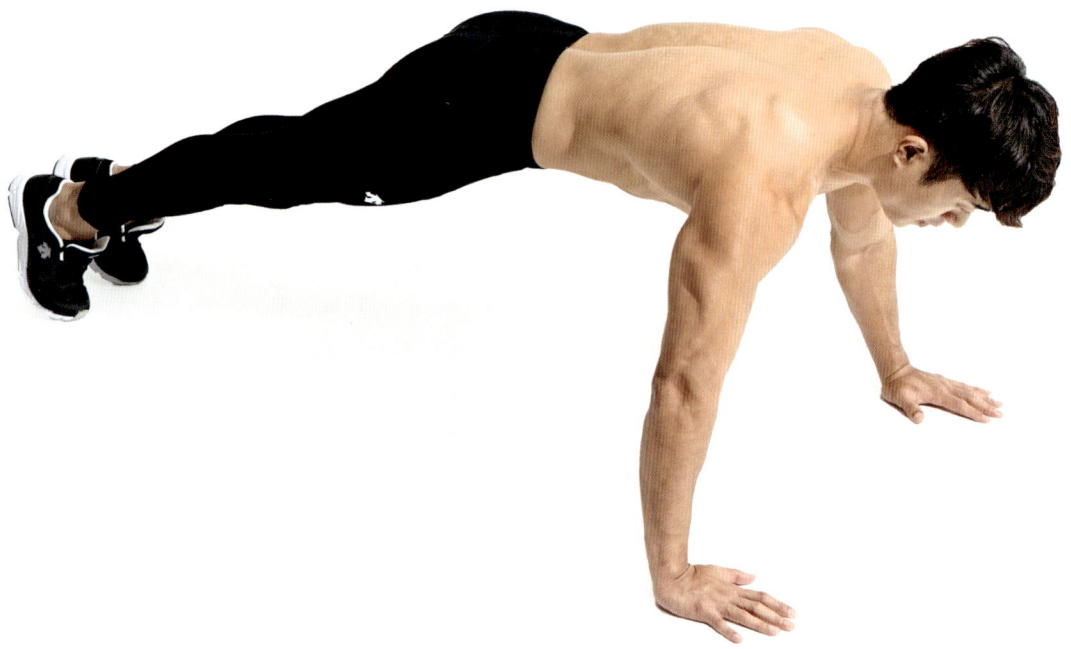

푸쉬업을 할 때 좌우로 번갈아 무게를 실어 가슴 한쪽씩에 큰 자극을 주는 운동이다. 이 동작은 특히 한쪽 상체에 무게를 싣기 때문에 가슴 근육뿐만 아니라 어깨, 삼두근의 힘이 크게 필요한 동작이다.

10회 / 5set

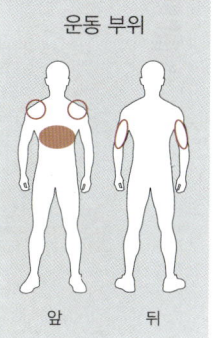

운동 부위
앞   뒤

10분에 50개 수행이 가능하면 'LEVEL 4'를 실시하세요.

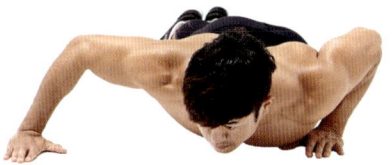

2 숨을 들이마시면서 왼쪽 손목에 왼쪽 겨드랑이가 가깝게 붙도록 상체를 왼쪽으로 치우치며 팔꿈치를 굽힌다.

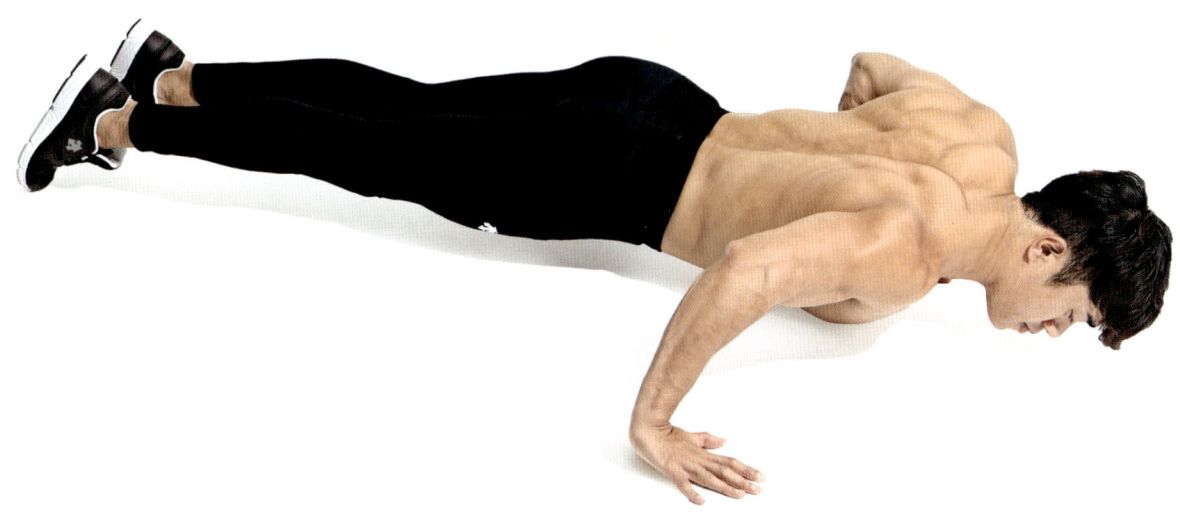

사이드 투 사이드 푸쉬업

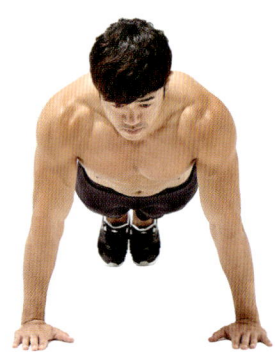

3 숨을 내쉬면서 천천히 1번 자세로 되돌아온다.

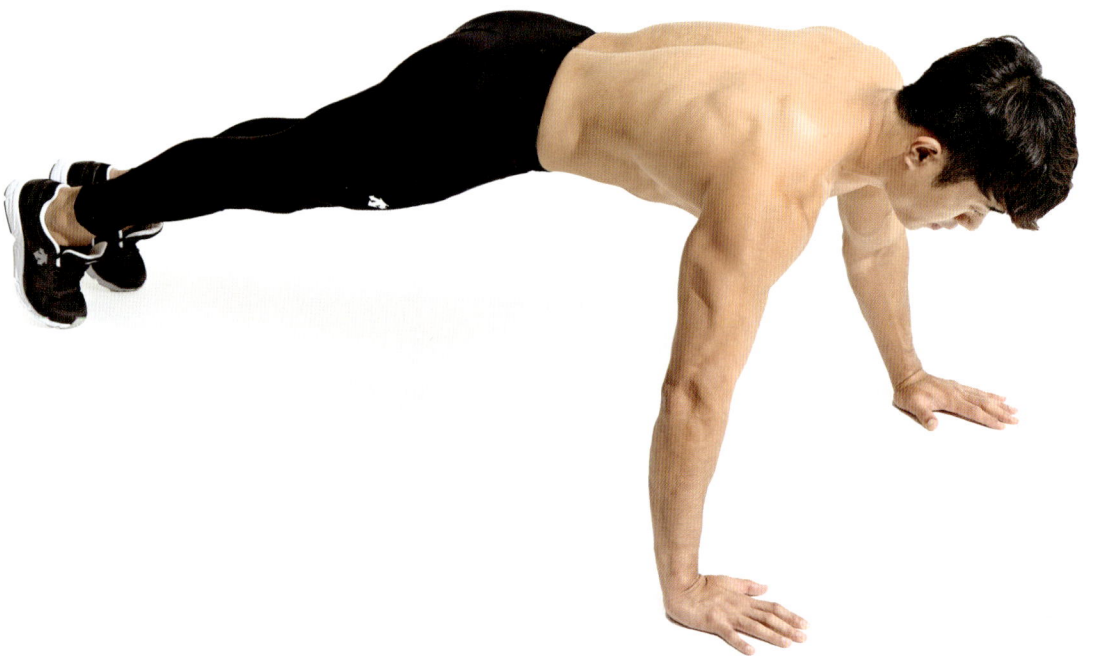

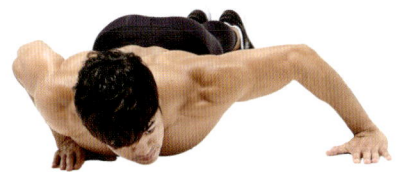

4 반대쪽도 동일하게 실시한다.

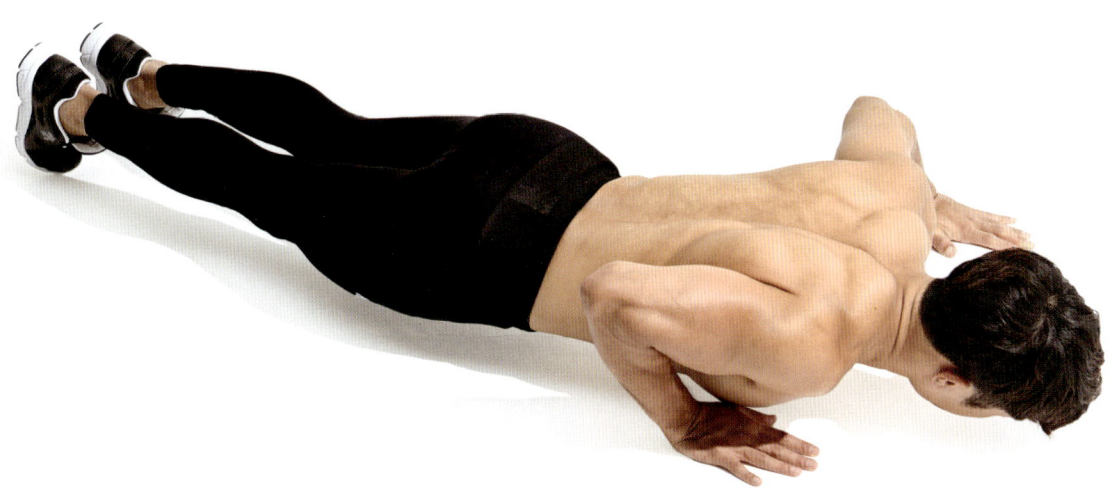

LEVEL 4 사이드 무브 푸쉬업

가슴

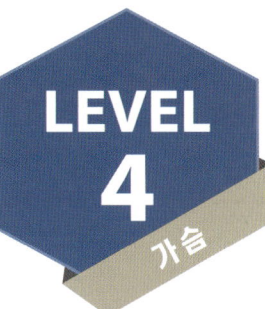

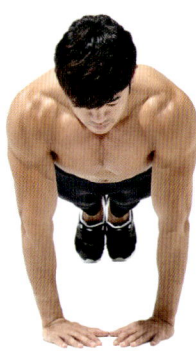

1 양손은 어깨너비보다 좁게 벌려 엄지와 검지로 삼각형을 만들어 바닥을 짚고, 양발은 모아서 바닥에 댄다. 양팔을 곧게 펴고 어깨부터 발끝까지 몸 전체를 긴장시켜 일직선을 만든다.

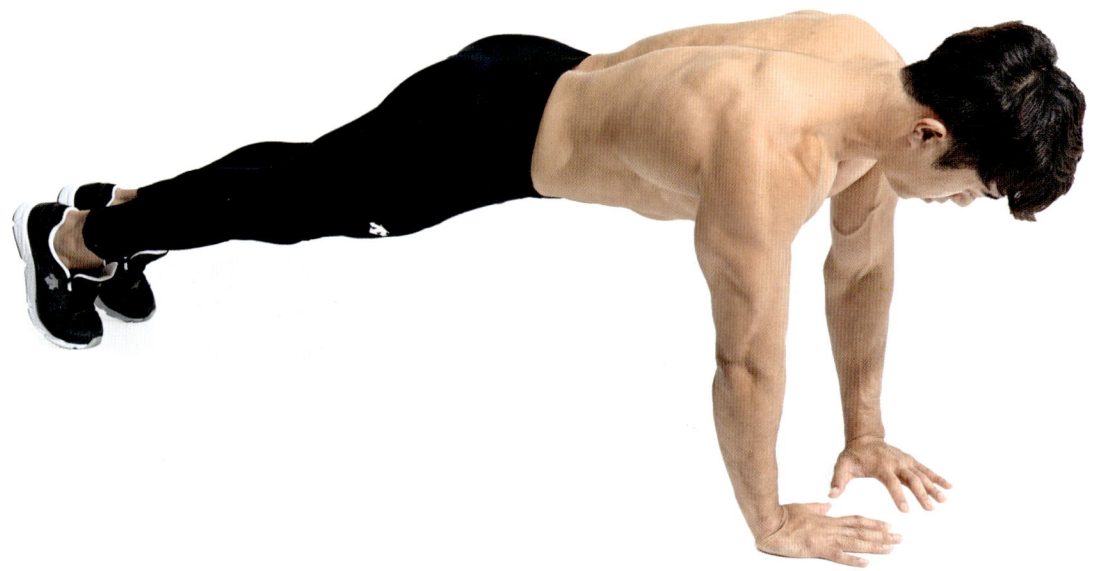

상체와 하체를 함께 좌우로 움직이며 안쪽 가슴과 바깥쪽 가슴에 자극을 주는 운동이다. 이 동작은 상체를 좌우로 움직이기 때문에 가슴 근육, 삼두근, 어깨에 자극이 많이 간다.

10회 / 5set

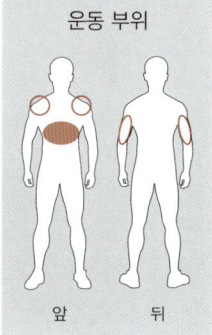

운동 부위

앞   뒤

10분에 50개 수행이 가능하면 'LEVEL 5'를 실시하세요.

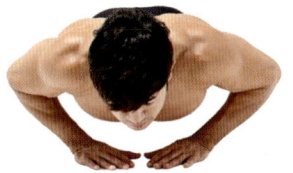

2 숨을 들이마시면서 팔꿈치를 굽혀 가슴이 바닥에 닿기 직전까지 내리고, 숨을 내쉬면서 1번 자세로 되돌아온다.

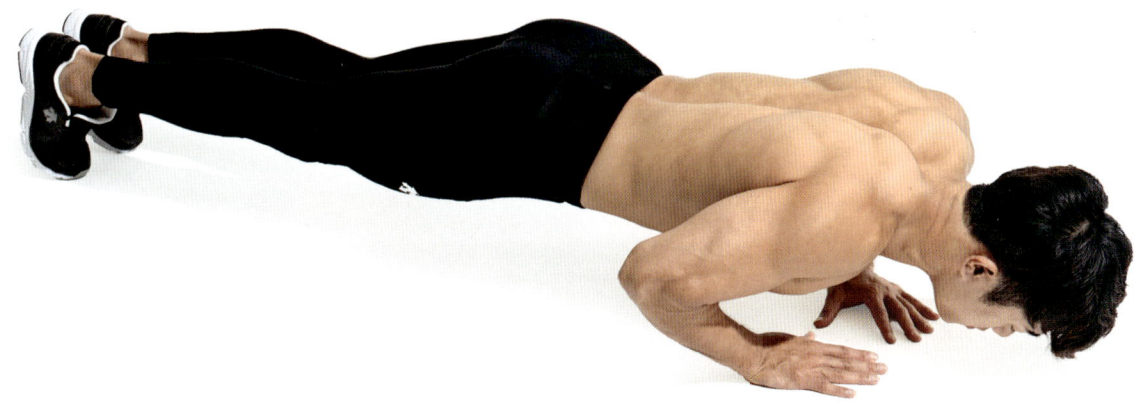

사이드 무브 푸쉬업

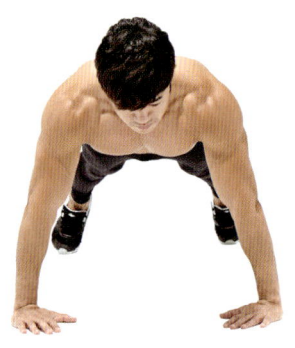

3 오른쪽 팔과 다리를 오른쪽으로 어깨너비만큼 벌린다.

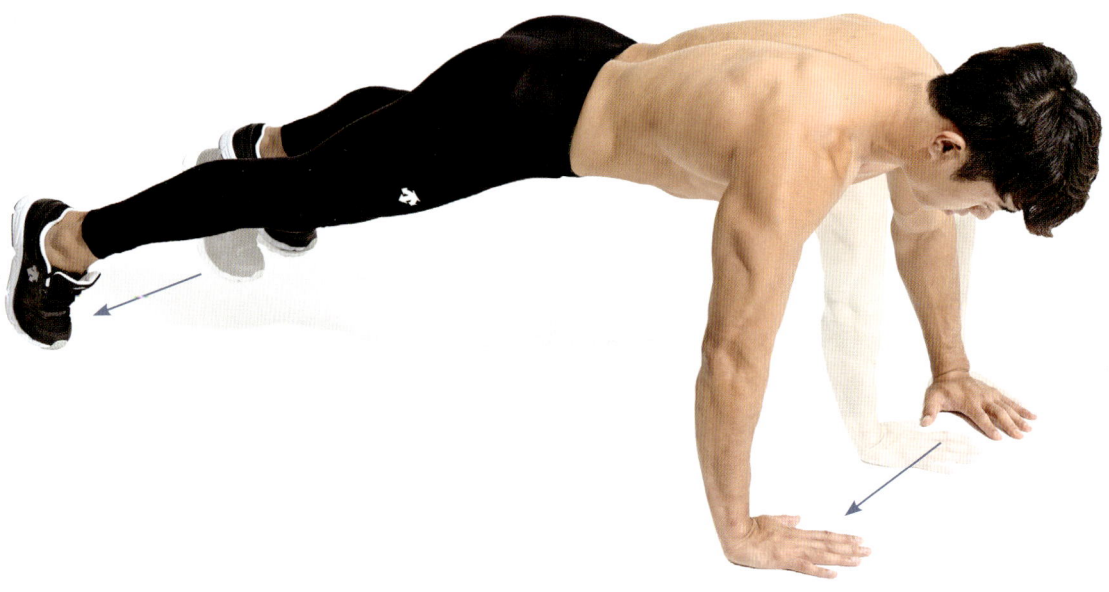

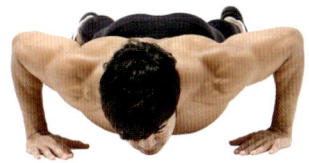

4 3번 자세에서 숨을 들이마시면서 팔꿈치를 굽혀 가슴이 바닥에 닿기 직전까지 내리고, 숨을 내쉬면서 오른쪽 팔과 다리를 모으며 1번 자세로 되돌아온다. 반대쪽도 동일하게 실시한다.

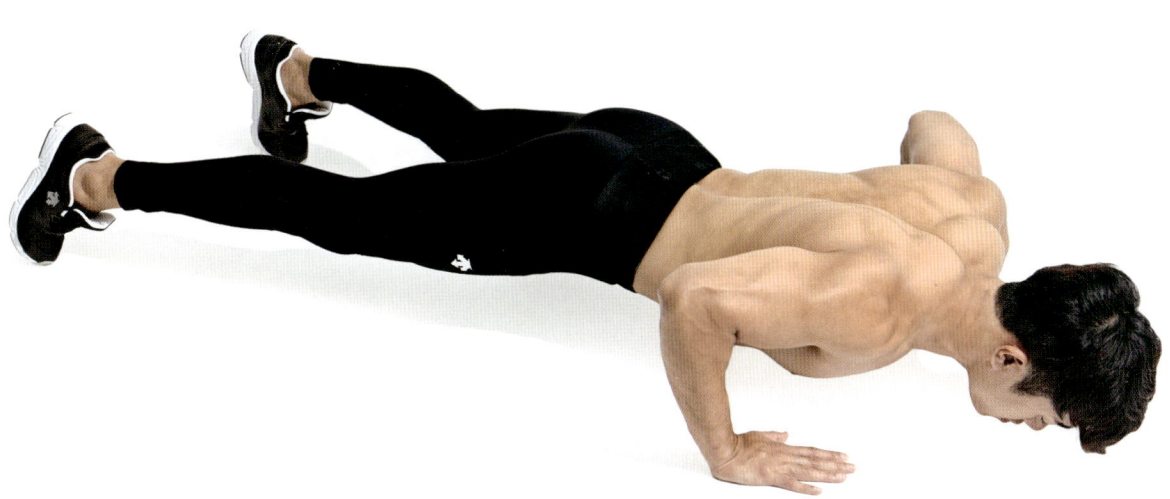

LEVEL 5 — 퍼펙트 푸쉬업
가슴

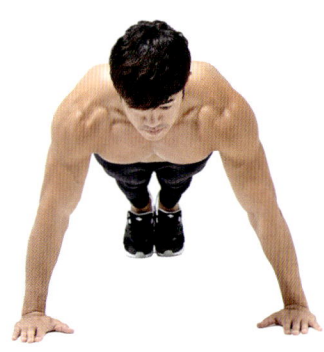

1 양손은 어깨너비보다 약간 넓게 벌려 바닥을 짚고, 양발은 모아서 바닥에 댄다.
양팔을 곧게 펴고 어깨부터 발끝까지 몸 전체를 긴장시켜 일직선을 만든다.

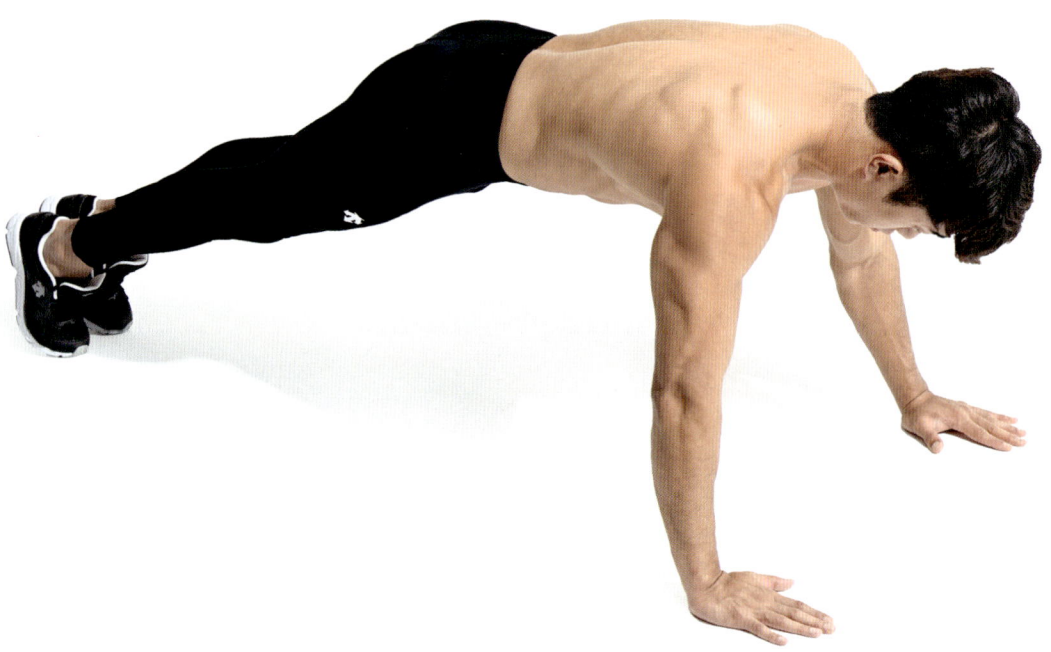

몸을 좌우로 번갈아 틀어 한쪽 가슴을 완전히 수축시키는 운동으로 우리 몸에서 큰 근육 중 하나인 대흉근을 가장 발달시킬 수 있는 운동이다. 어깨와 삼두근에 기본적인 힘이 있어야 가능한 운동이다.

10회 / 5set

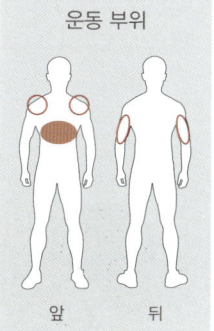

운동 부위

앞　뒤

10분에 50개 수행이 가능하면, 당신의 '가슴'은 완벽하다!

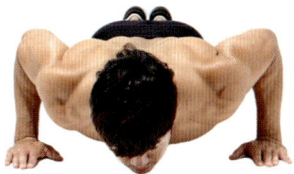

2 숨을 들이마시면서 팔꿈치를 굽혀 가슴이 바닥에 닿기 직전까지 내린다.

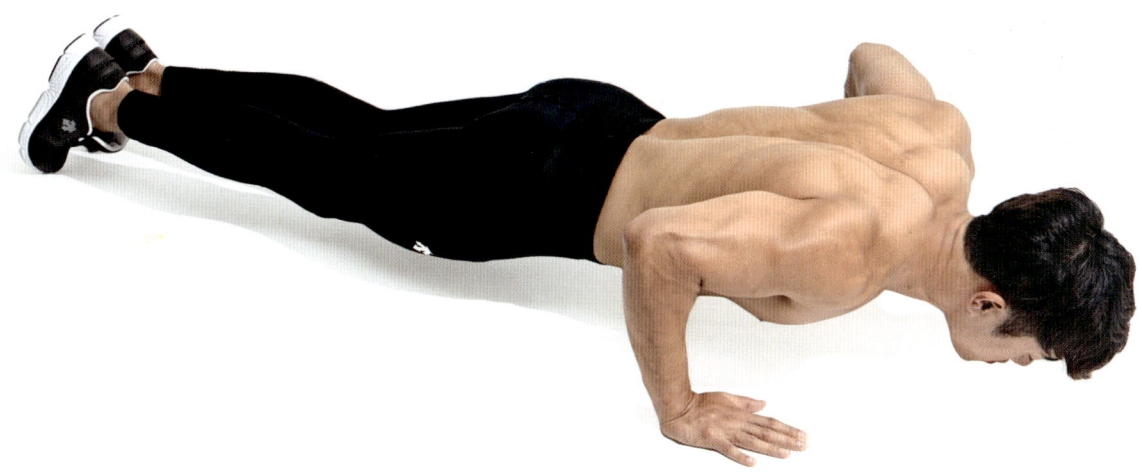

퍼펙트 푸쉬업

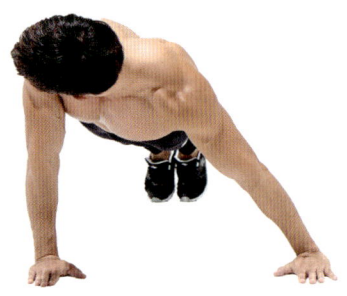

3 숨을 내쉬면서 손바닥으로 바닥을 강하게 밀며 고개와 상체를 오른쪽으로 틀어 올라온다. 오른쪽 가슴 근육을 강하게 수축시킨다.

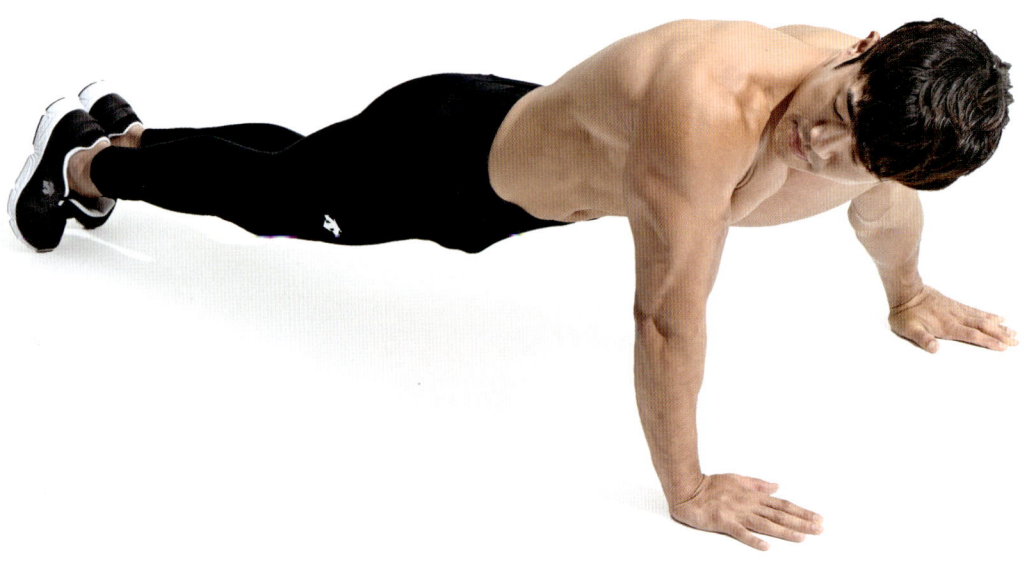

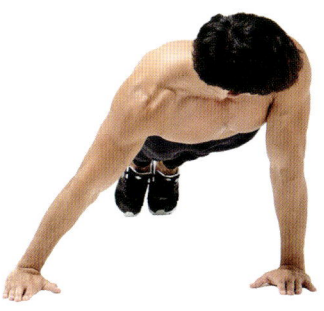

4 숨을 들이마시면서 팔꿈치를 굽혀 가슴이 바닥에 닿기 직전까지 내린다. 숨을 내쉬면서 왼쪽 방향으로도 동일하게 실시한다.

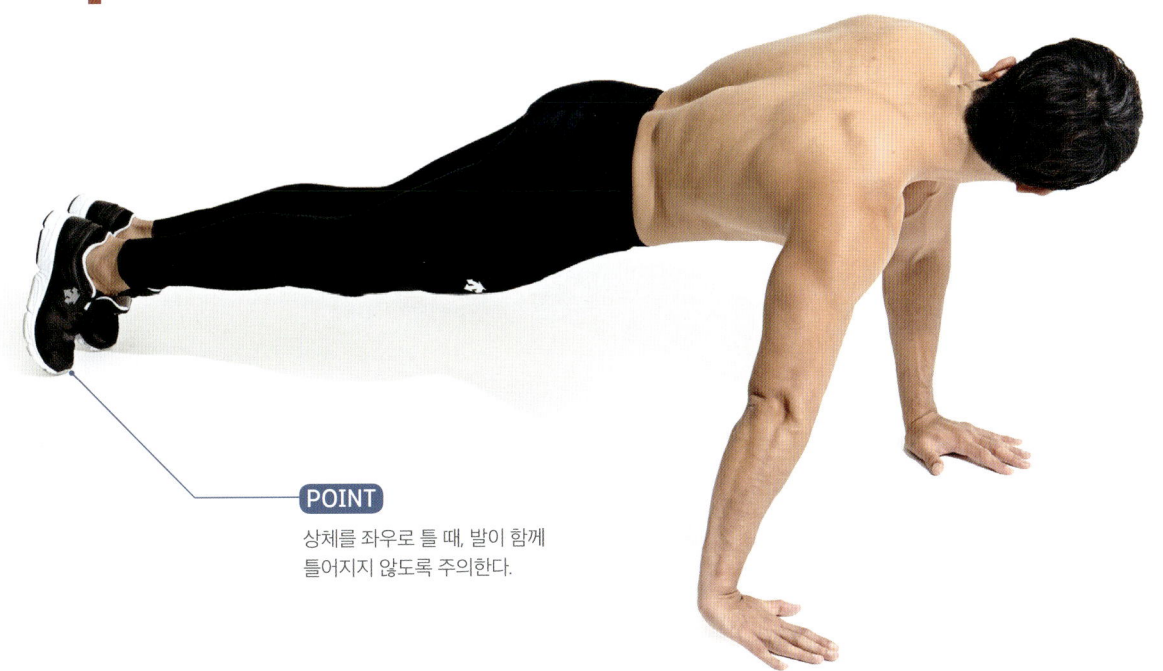

POINT
상체를 좌우로 틀 때, 발이 함께 틀어지지 않도록 주의한다.

복부

LEVEL 1 기본 푸쉬업
복부

- **LEVEL 1** 기본 푸쉬업
- **LEVEL 2** 암 워킹 푸쉬업
- **LEVEL 3** 스파이더맨 푸쉬업
- **LEVEL 4** 탭 니 푸쉬업
- **LEVEL 5** 니 업 푸쉬업

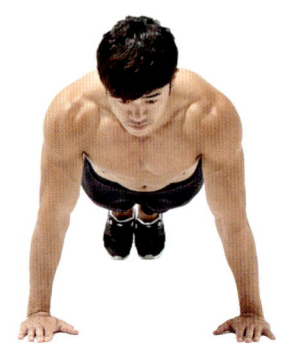

1 양손은 어깨너비보다 약간 넓게 벌려 바닥을 짚고, 양발은 모아서 바닥에 대고 엎드린다. 양팔을 곧게 펴고 어깨부터 발끝까지 몸 전체를 긴장시켜 일직선을 만든다.

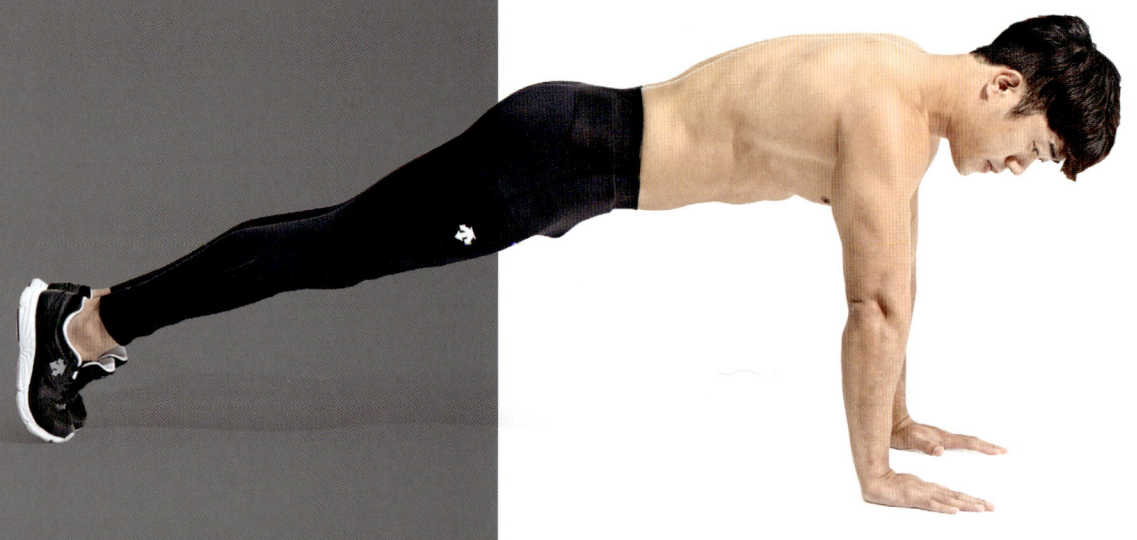

엎드린 상태로 가슴 근육을 수축, 이완시키는 동작을 반복하는 운동으로 가슴, 어깨, 팔의 힘을 필요로 한다. 동작을 수행하면 가슴, 어깨, 복부, 등, 허리, 팔까지 상체를 전반적으로 키울 수 있다.

20회 / 5set

10분에 100개 수행이 가능하면 'LEVEL 2'를 실시하세요.

운동 부위

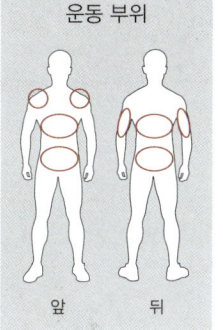

앞   뒤

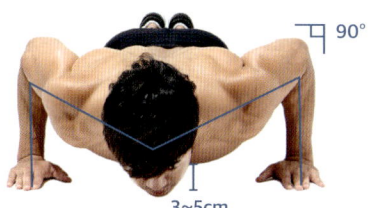

2

숨을 들이마시면서 팔꿈치를 90도가 될 때까지 굽힌다. 가슴과 바닥의 간격이 3~5cm 정도 떨어져 있는 것이 좋으며, 정면에서 보면 M자형 자세가 되도록 한다. 숨을 내쉬면서 손바닥으로 바닥을 강하게 밀며 1번 자세로 되돌아온다.

TIP 팔을 굽히고 펼 때는 연속 동작으로 하며, 몸이 한 번 내려가고 올라오는 시간은 2~3초로 한다.

POINT
엉덩이가 아래로 떨어지거나 위로 올라오지 않도록 주의한다. 엉덩이, 허리, 복부에 힘을 주어 일직선이 되도록 한다.

LEVEL 2 암 워킹 푸쉬업
복부

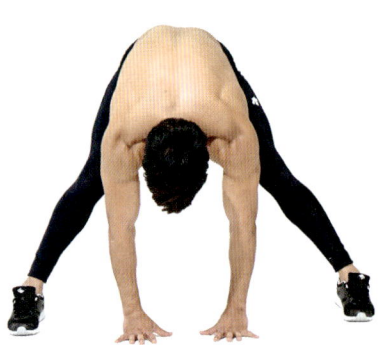

1 상체를 숙여서 양손은 어깨너비로 벌려 바닥을 짚고, 양발은 어깨너비보다 2배 넓게 벌린다.

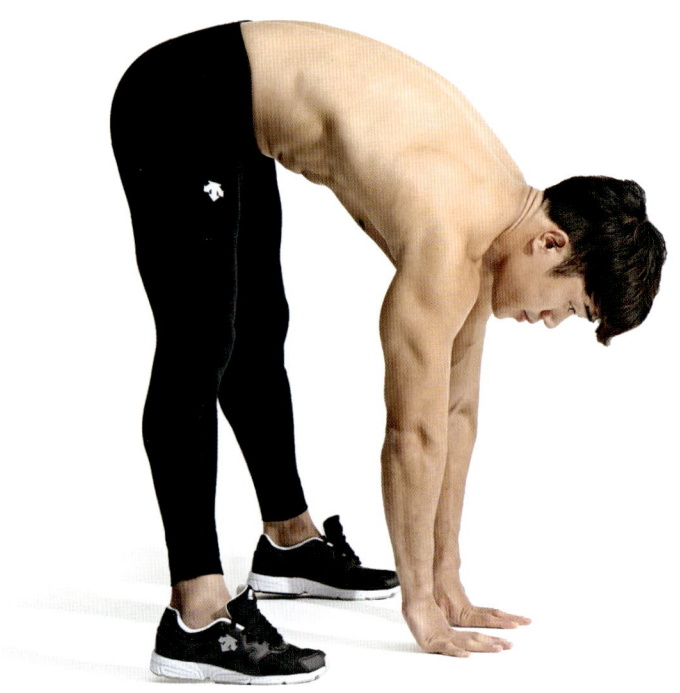

마치 곰이 걷는 것처럼 보여서 베어워킹이라고도 불린다. 팔을 이용하여 상체를 앞뒤로 움직이며 가슴과 복부에 자극을 줄 수 있는 운동이다. 동작 수행 시 복근을 지속적으로 긴장하면 더 큰 효과를 볼 수 있다.

20회 / 5set

운동 부위
앞   뒤

10분에 100개 수행이 가능하면 'LEVEL 3'을 실시하세요.

2 기어가듯이 한 손씩 바닥을 짚어가며 어깨부터 발끝까지 일직선이 되게 한다.

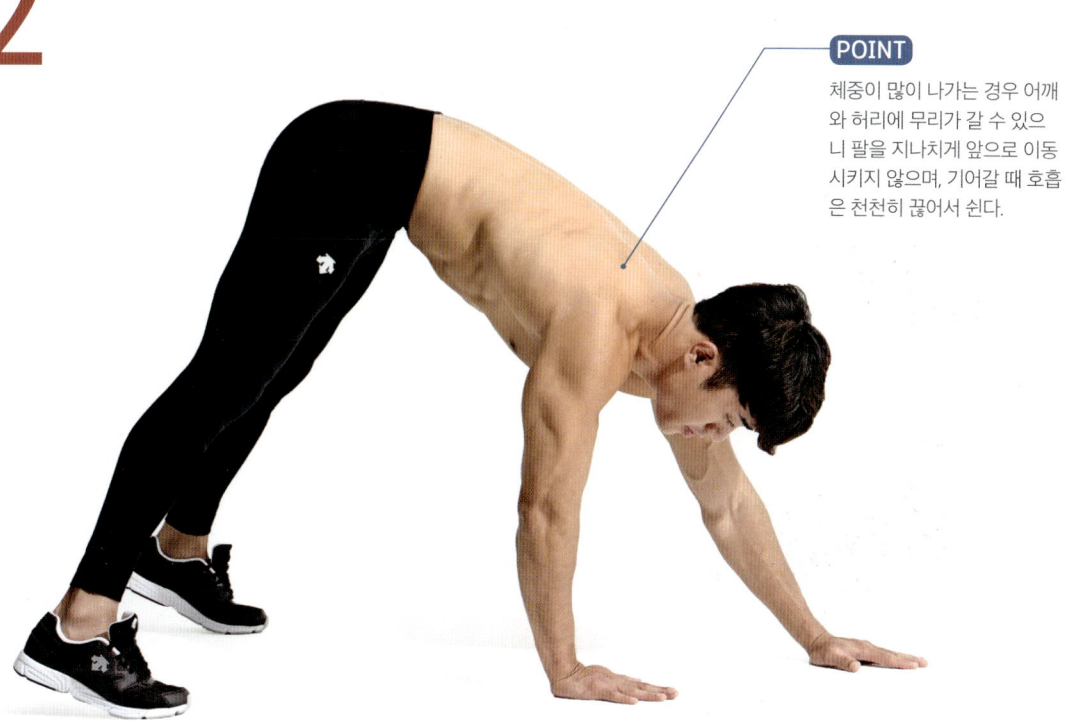

POINT
체중이 많이 나가는 경우 어깨와 허리에 무리가 갈 수 있으니 팔을 지나치게 앞으로 이동시키지 않으며, 기어갈 때 호흡은 천천히 끊어서 쉰다.

암 워킹 푸쉬업

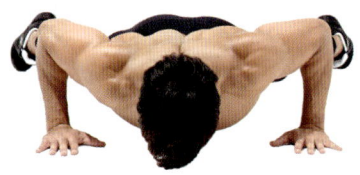

3 몸이 일직선이 되면 숨을 들이마시면서 팔꿈치를 굽혀 가슴이 바닥에 닿기 직전까지 내리고, 숨을 내쉬면서 손바닥으로 바닥을 강하게 밀며 어깨부터 발끝까지 일직선을 만든다.

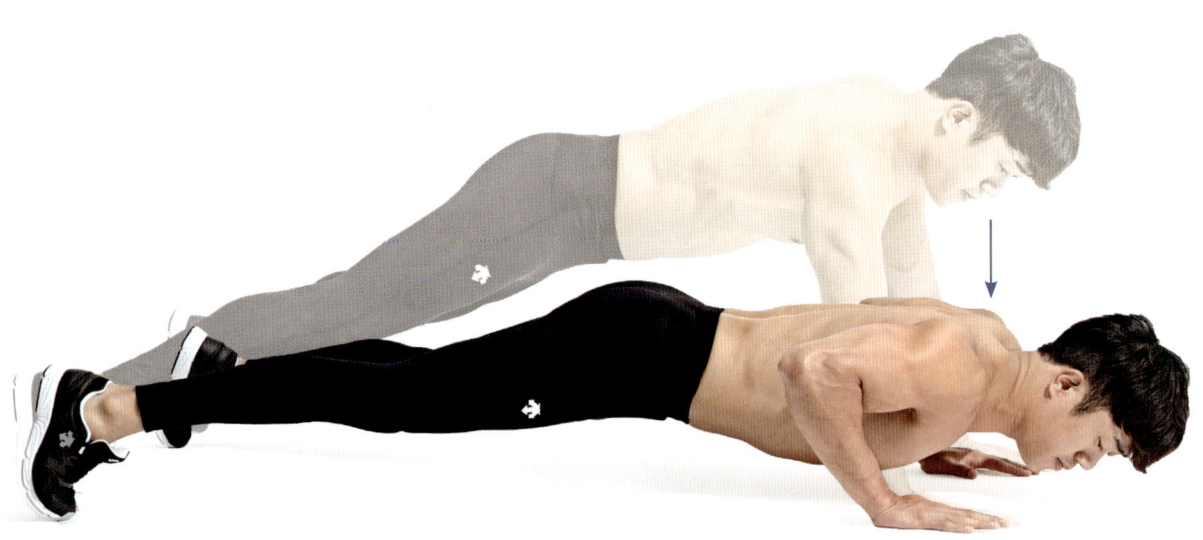

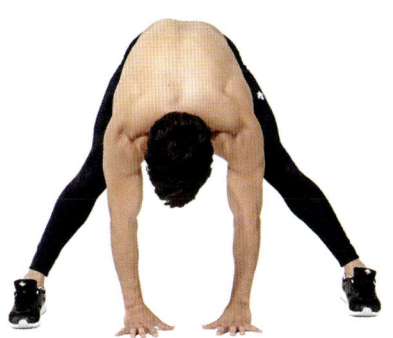

4 거꾸로 한 손씩 몸 쪽으로 짚어가며 1번 자세로 되돌아온다.

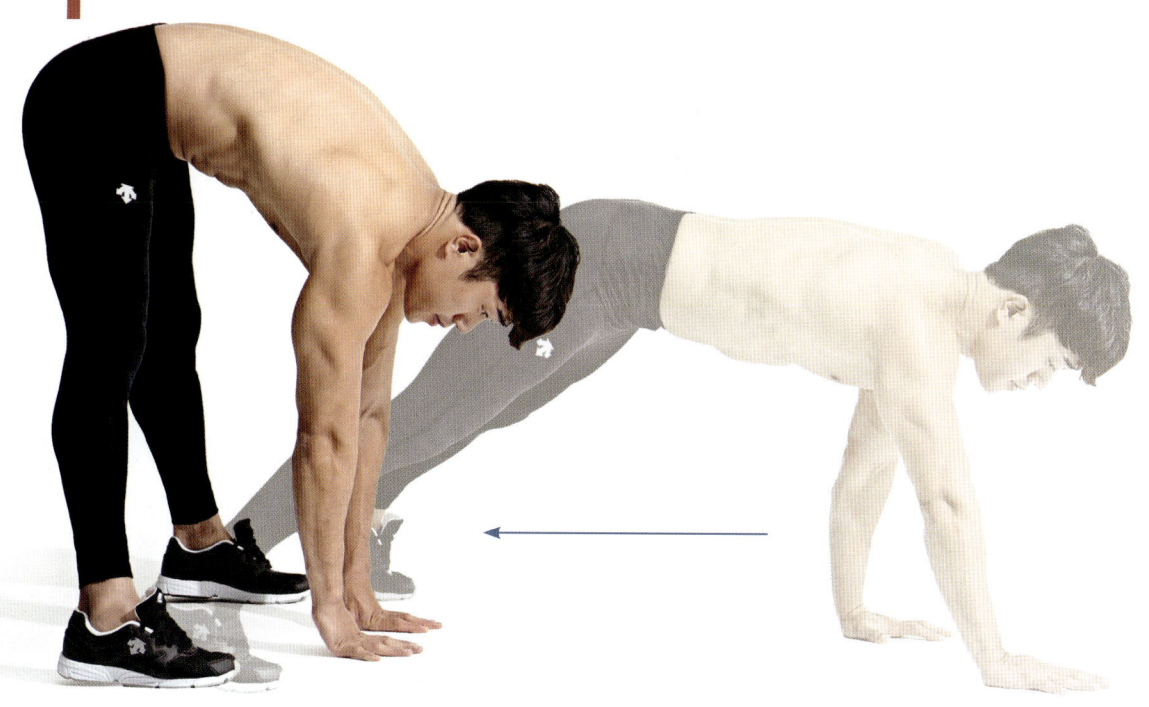

LEVEL 3 스파이더맨 푸쉬업
복부

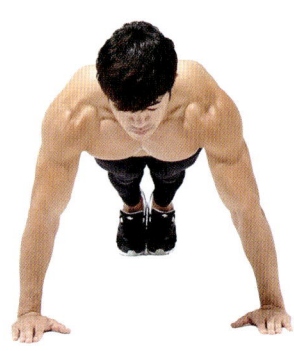

1 양손은 어깨너비보다 약간 넓게 벌려 바닥을 짚고, 양발은 모아서 바닥에 댄다. 양팔을 곧게 펴고 어깨부터 발끝까지 몸 전체를 긴장시켜 일직선을 만든다.

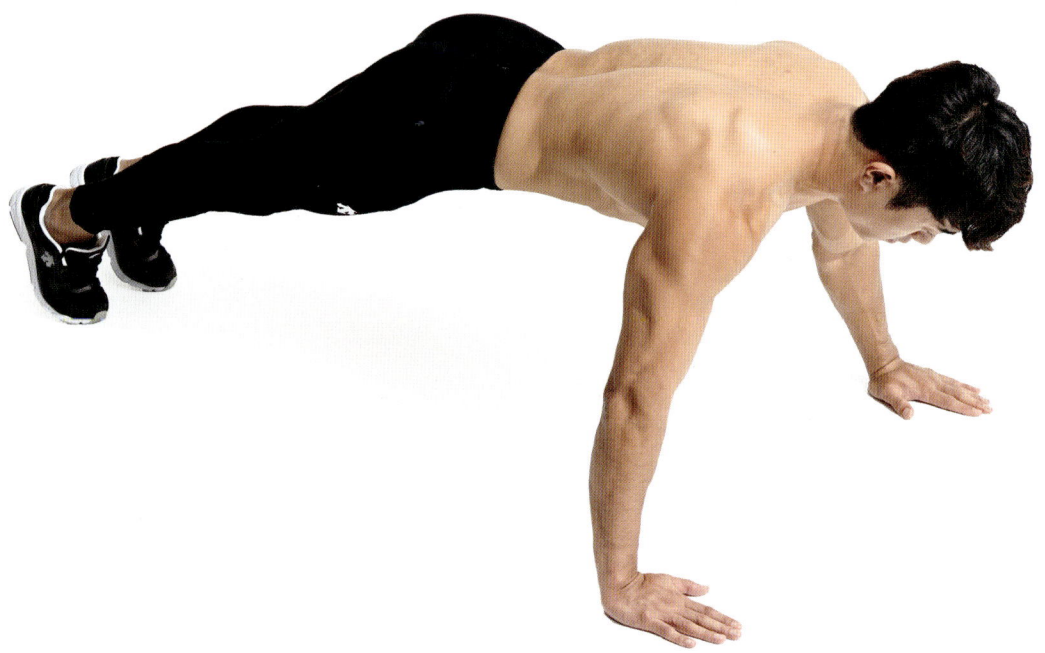

기본 푸쉬업의 이완 동작에서 다리를 좌우로 번갈아 복부 쪽으로 당겨서 치골근을 강화시키는 운동이다. 상체의 균형을 잡기 위해 복부와 허리에 계속 힘을 주기 때문에 복부 전체와 허리를 발달시킨다.

10회 / 5set

10분에 50개 수행이 가능하면 'LEVEL 4'를 실시하세요.

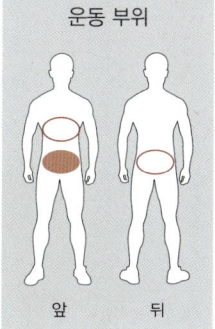

운동 부위

앞   뒤

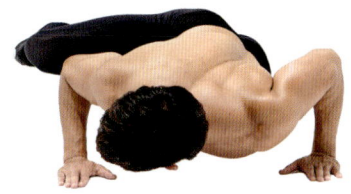

2 숨을 들이마시면서 팔꿈치를 굽혀 가슴이 바닥에 닿기 직전까지 내렸을 때, 오른쪽 무릎을 굽혀 오른쪽 팔꿈치에 허벅지가 닿게 한다. 이때 시선은 오른쪽을 바라본다.

TIP 어깨에 무리가 많이 가는 운동이므로 운동 전에 어깨 스트레칭(p.18)을 반드시 실시한다.

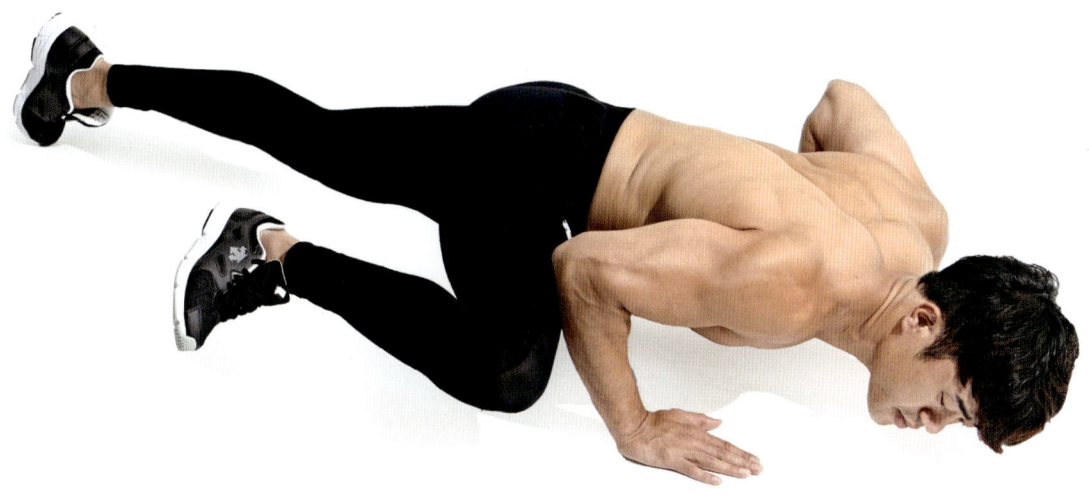

스파이더맨 푸쉬업

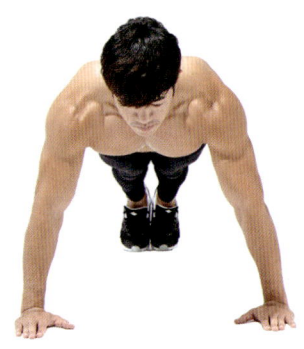

3 숨을 내쉬면서 1번 자세로 되돌아온다.

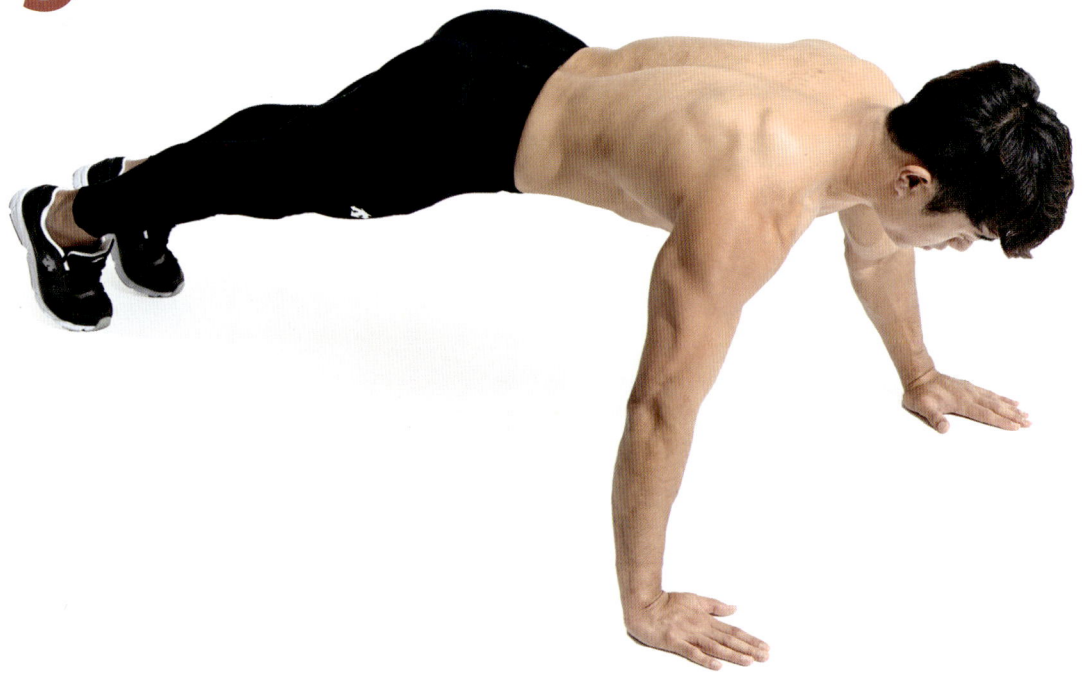

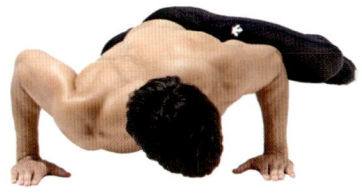

4 반대쪽도 동일하게 실시한다.

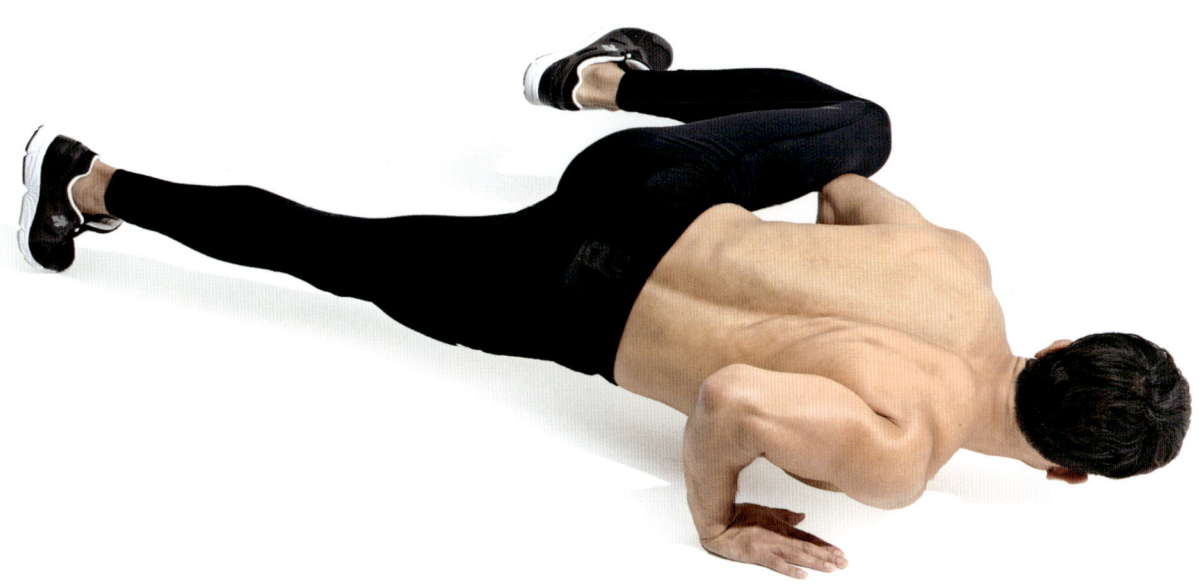

LEVEL 4 탭 니 푸쉬업
복부

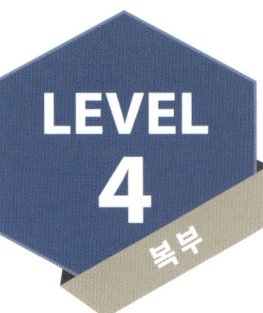

1 양손과 양발은 어깨너비보다 약간 넓게 벌려 바닥에 댄다. 양팔을 곧게 펴고 어깨부터 발끝까지 몸 전체를 긴장시켜 일직선을 만든다.

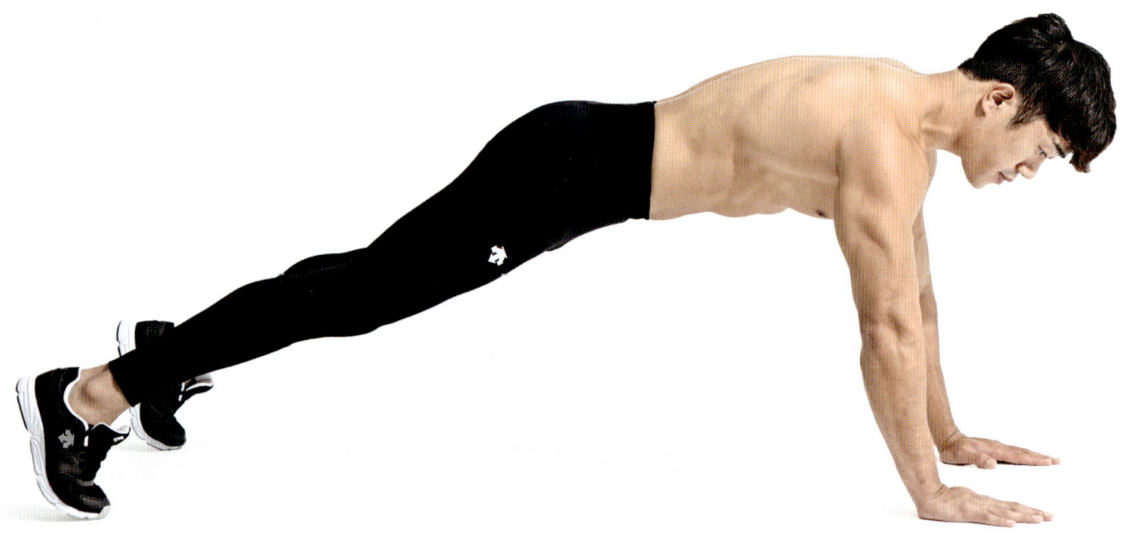

기본 푸쉬업의 수축 동작에서 한쪽 손바닥으로 반대쪽 무릎을 터치하여 복부 근육을 수축시키는 운동이다. 균형을 잡기 위해 복부와 허리에 지속적인 긴장이 가기 때문에 복부 전체와 허리 근육을 크게 발달시킨다.

10회 / 5set

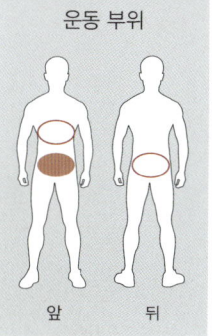

10분에 50개 수행이 가능하면 'LEVEL 5'를 실시하세요.

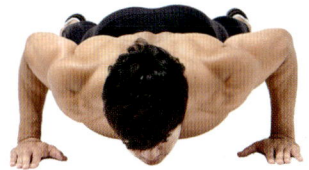

2 숨을 들이마시면서 팔꿈치를 굽혀 가슴이 바닥에 닿기 직전까지 내린다.

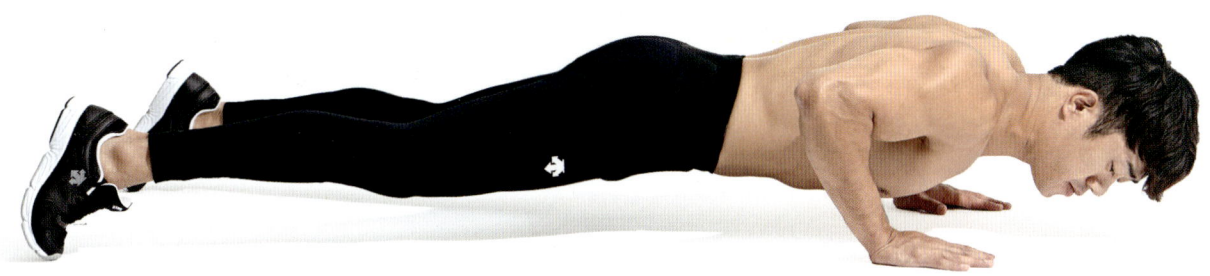

탭 니 푸쉬업

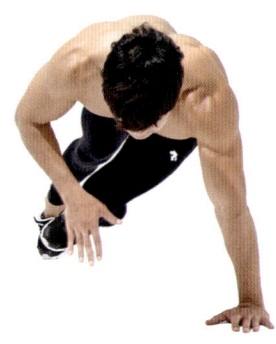

3 숨을 내쉬면서 상체를 들어 올리며 왼쪽 무릎을 몸쪽으로 당겨 오른쪽 손바닥과 맞부딪친다.

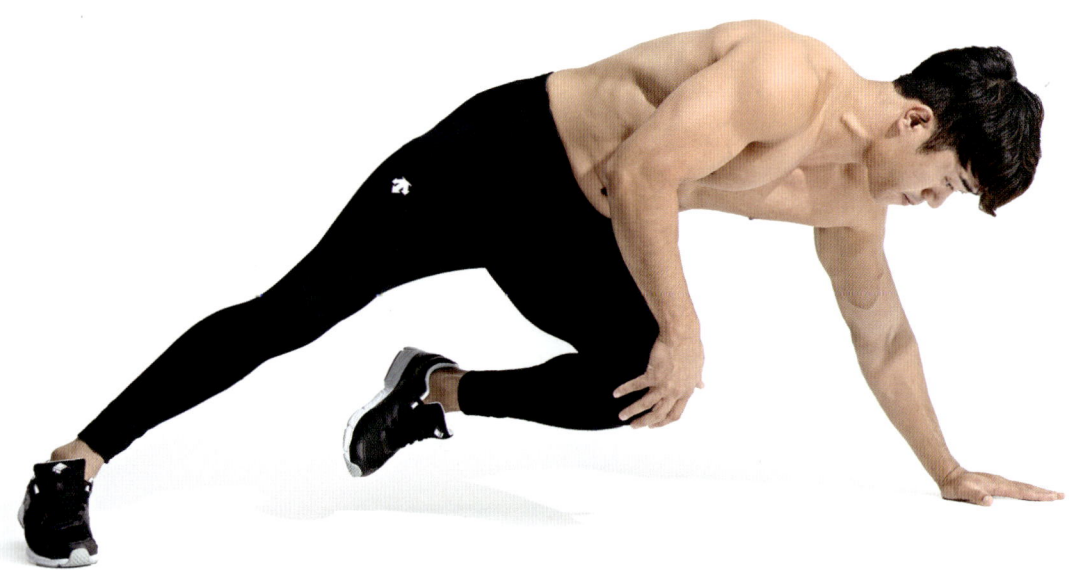

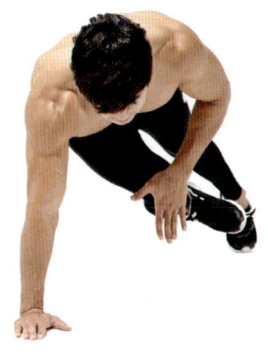

4 반대쪽도 동일하게 실시한다.

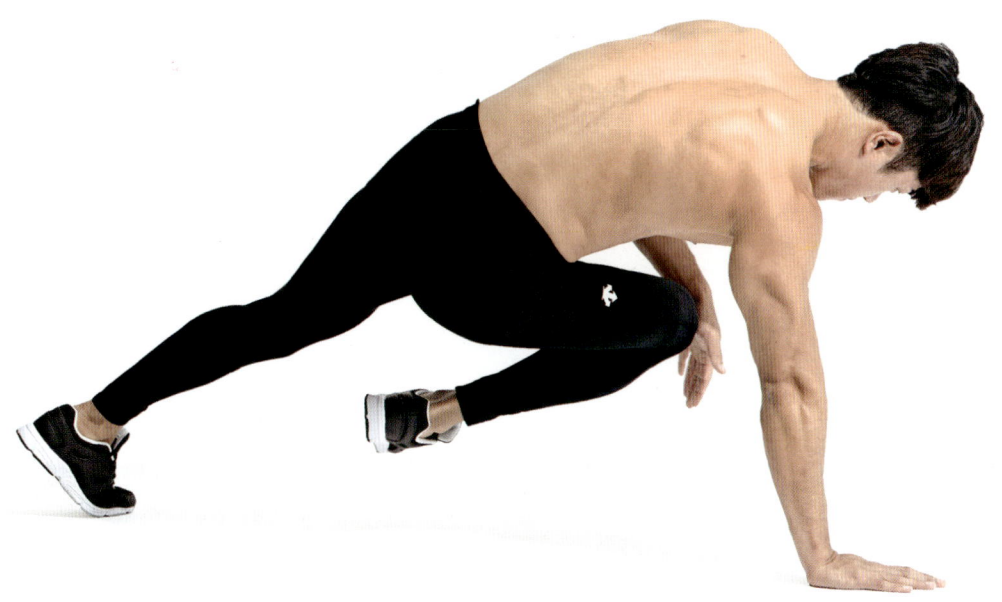

LEVEL 5 니 업 푸쉬업

복부

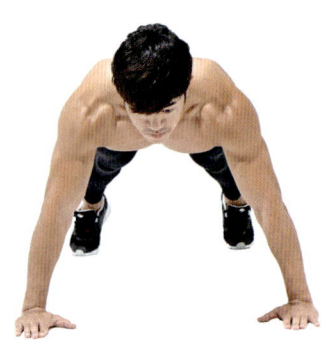

1 양손과 양발은 어깨너비보다 약간 넓게 벌려 바닥에 댄다. 양팔을 곧게 펴고 어깨부터 발끝까지 몸 전체를 긴장시켜 일직선을 만든다.

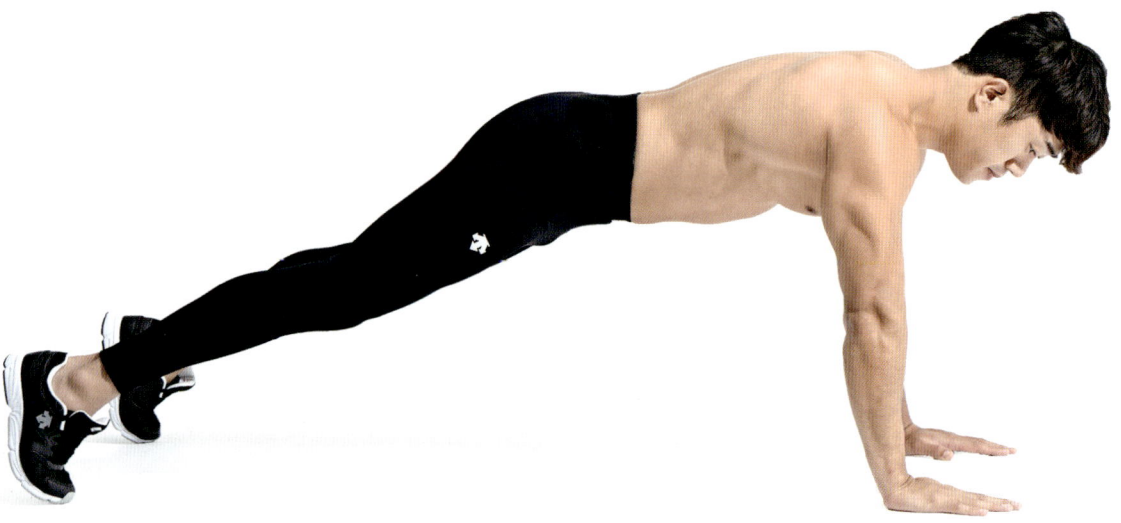

기본 푸쉬업의 수축 동작에서 점프하며 양쪽 무릎을 가슴에 닿도록 가깝게 하여 복근을 수축시키는 운동으로 흔히 '식스팩'이라 부르는 복직근을 강화시킨다.

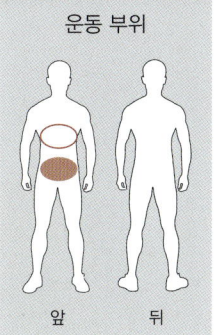

20회 / 5set

10분에 100개 수행이 가능하면, 당신의 '복근'은 완벽하다!

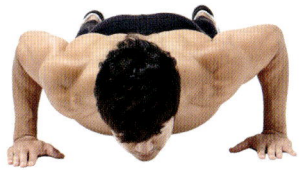

2 숨을 들이마시면서 팔꿈치를 굽혀 가슴이 바닥에 닿기 직전까지 내린다.

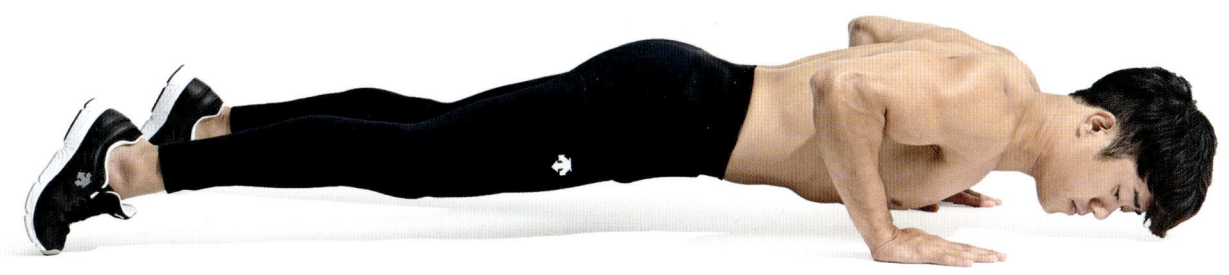

니 업 푸쉬업

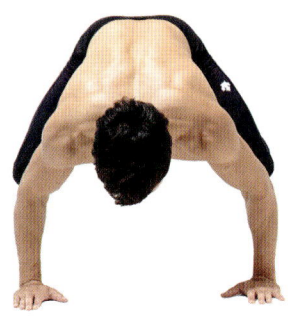

3 숨을 내쉬면서 팔꿈치를 펴는 동시에 양 무릎을 가슴 쪽으로 당기면서 점프한다.

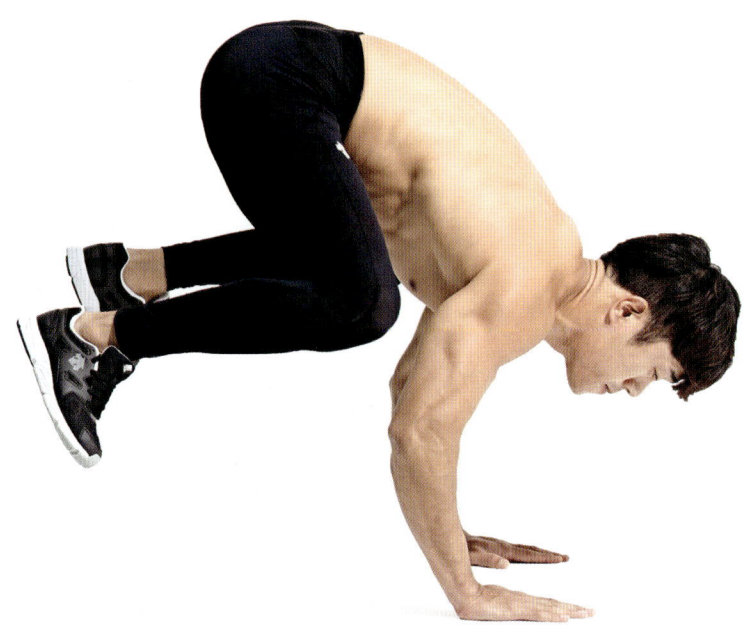

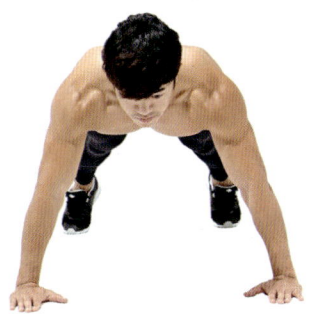

4 양쪽 다리를 펴면서 1번 자세로 되돌아온다.

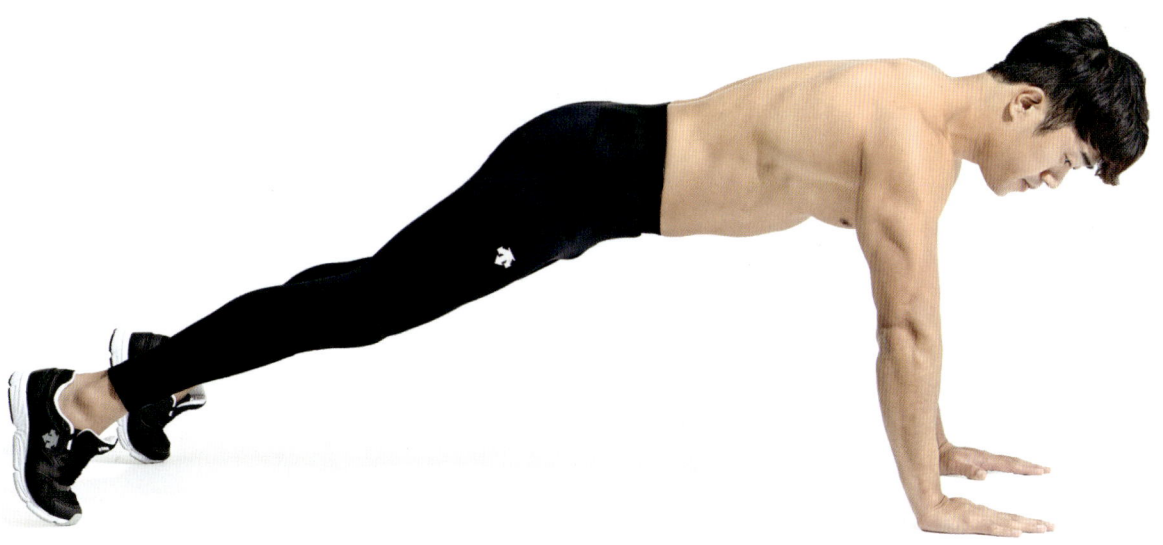

LEVEL 1 기본 푸쉬업

등

- **LEVEL 1** 기본 푸쉬업
- **LEVEL 2** T 푸쉬업
- **LEVEL 3** 풀바디 푸쉬업
- **LEVEL 4** 아쳐 푸쉬업
- **LEVEL 5** 타이퍼라이터 푸쉬업

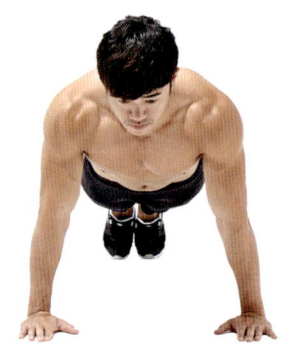

1 양손은 어깨너비로 벌려 바닥을 짚고, 양발은 모아서 바닥에 대고 엎드린다. 양팔을 곧게 펴고 어깨부터 발끝까지 몸 전체를 긴장시켜 일직선을 만든다.

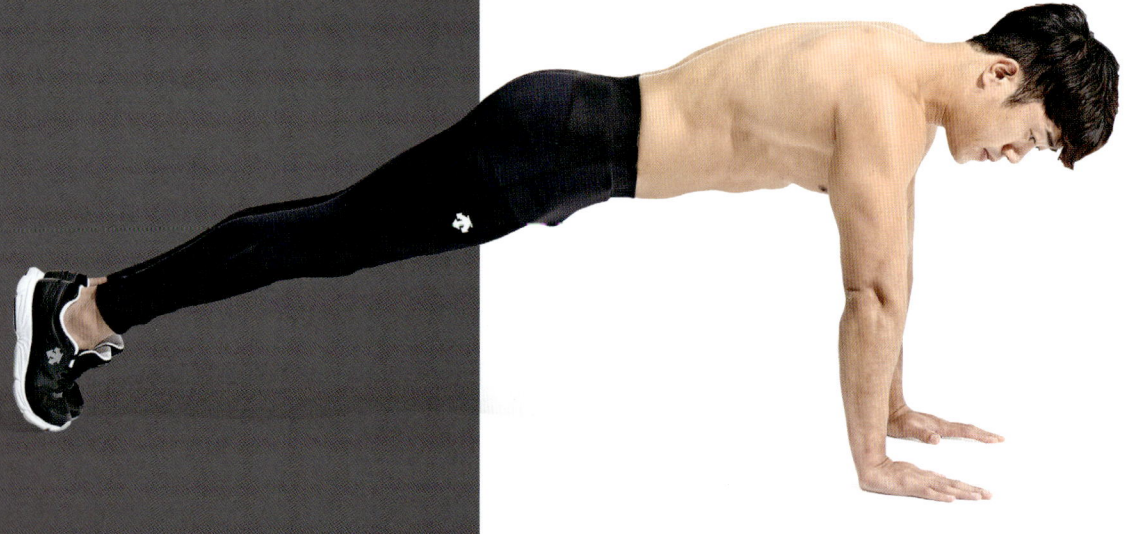

엎드린 상태로 가슴 근육을 수축, 이완시키는 동작을 반복하는 운동으로 가슴, 어깨, 팔의 힘을 필요로 한다. 동작을 수행하면 가슴, 어깨, 복부, 등, 허리, 팔까지 상체를 전반적으로 키울 수 있다.

20회 / 5set

10분에 100개 수행이 가능하면 'LEVEL 2'를 실시하세요.

운동 부위

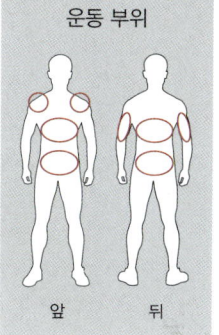

앞   뒤

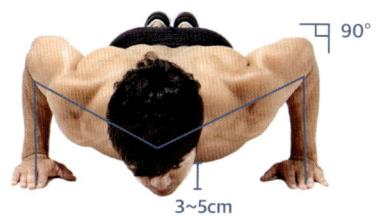

3~5cm / 90°

2

숨을 들이마시면서 팔꿈치를 90도가 될 때까지 굽힌다. 가슴과 바닥의 간격이 3~5cm 정도 떨어져 있는 것이 좋으며, 정면에서 보면 M자형 자세가 되도록 한다. 숨을 내쉬면서 손바닥으로 바닥을 강하게 밀며 1번 자세로 되돌아온다.

TIP 팔을 굽히고 펼 때는 연속 동작으로 하며, 몸이 한 번 내려가고 올라오는 시간은 2~3초로 한다.

POINT
엉덩이가 아래로 떨어지거나 위로 올라오지 않도록 주의한다. 엉덩이, 허리, 복부에 힘을 주어 일직선이 되도록 한다.

LEVEL 2 T 푸쉬업

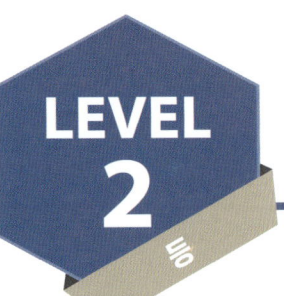
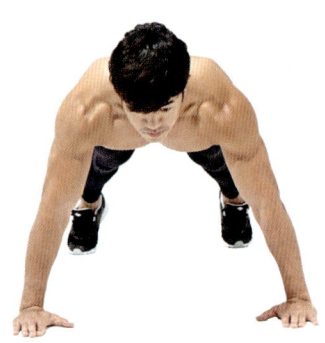

1 양손과 양발은 어깨너비보다 약간 넓게 벌려 바닥에 댄다. 양팔을 곧게 펴고 어깨부터 발끝까지 몸 전체를 긴장시켜 일직선을 만든다.

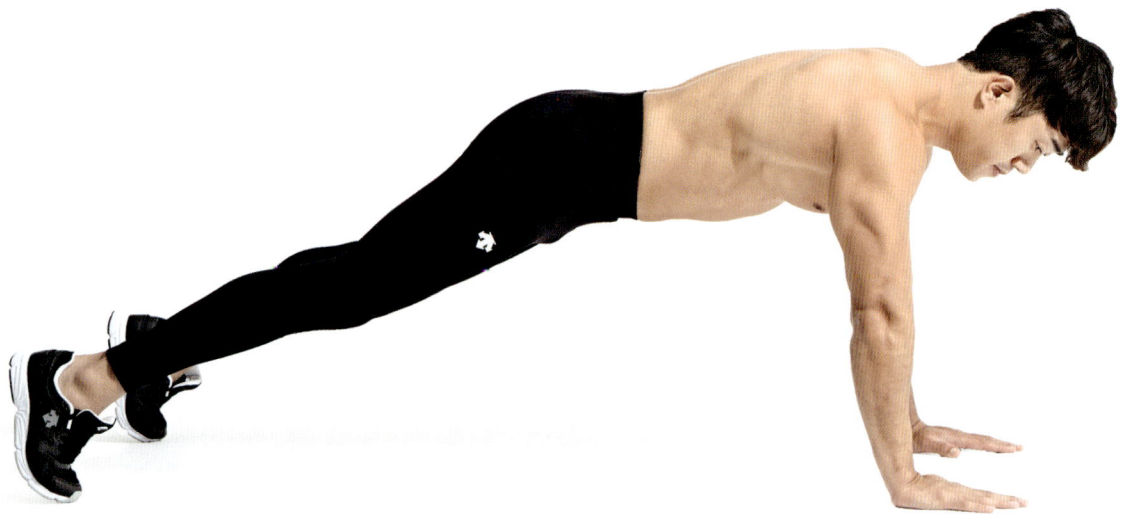

기본 푸쉬업 수축 동작에서 한쪽 팔을 하늘로 들어 올리는 동작으로 등 근육과 가슴 근육에 큰 자극을 주는 운동이다. 팔을 들어 올릴 때 상체의 균형을 코어 근육이 잡아주기 때문에 코어 근육도 발달된다.

10회 / 5set

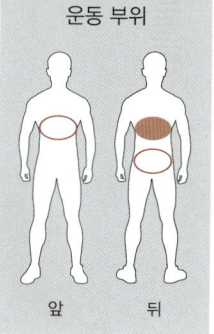

운동 부위

앞 뒤

10분에 50개 수행이 가능하면 'LEVEL 3'을 실시하세요.

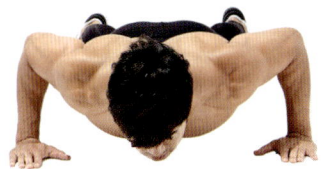

2 숨을 들이마시면서 팔꿈치를 굽혀 가슴이 바닥에 닿기 직전까지 내린다.

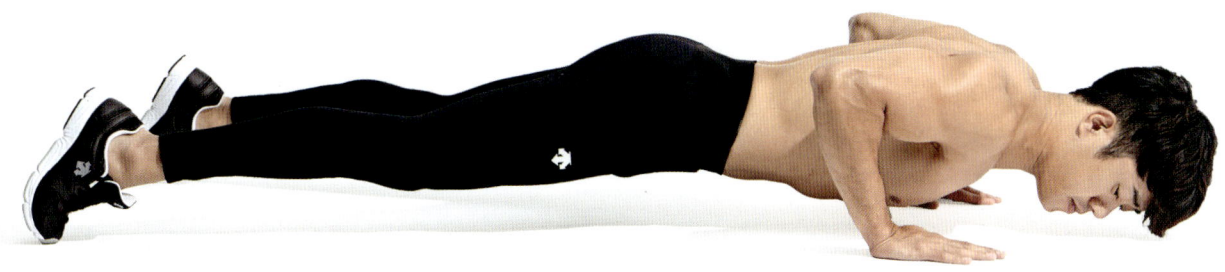

T 푸쉬업

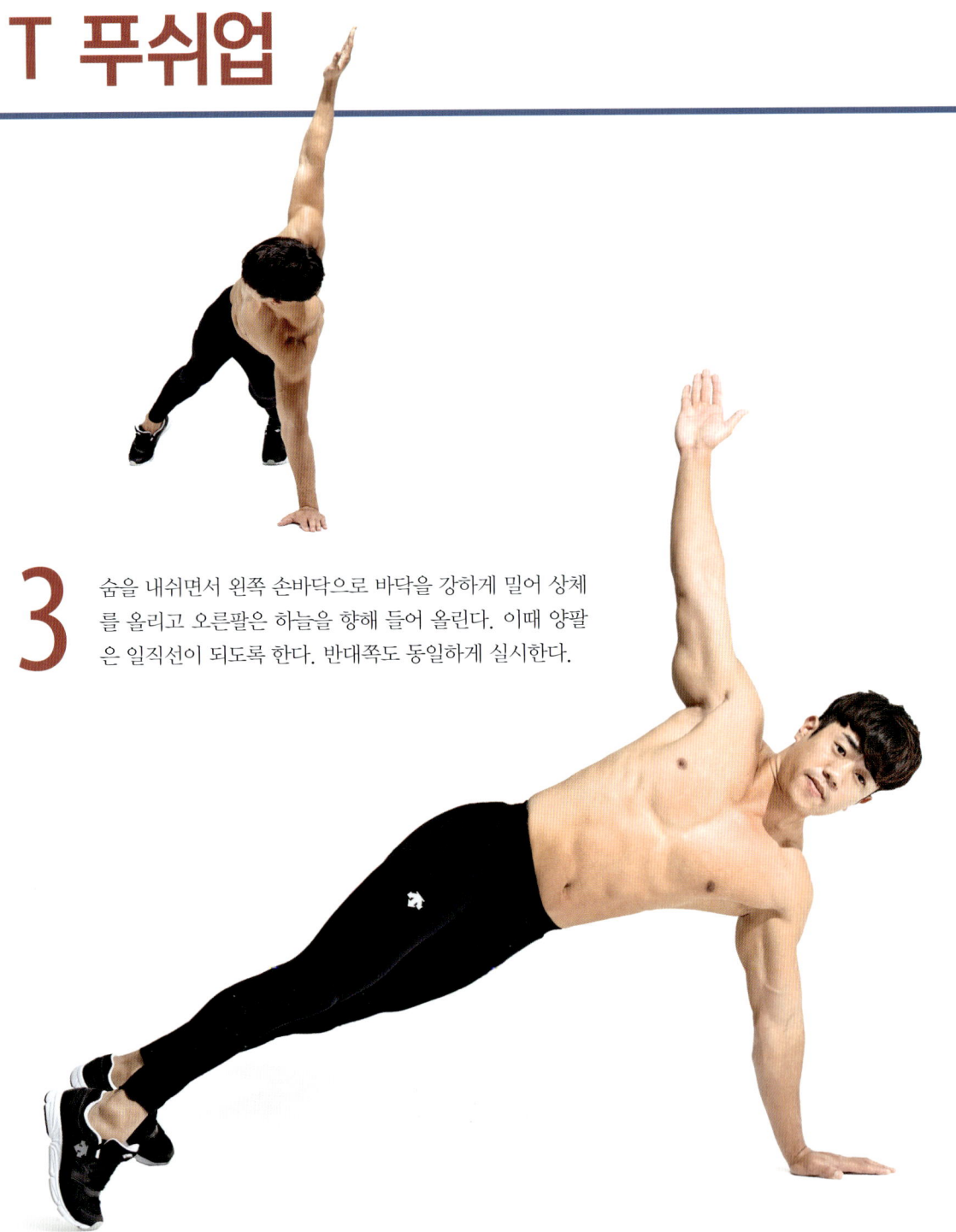

3 숨을 내쉬면서 왼쪽 손바닥으로 바닥을 강하게 밀어 상체를 올리고 오른팔은 하늘을 향해 들어 올린다. 이때 양팔은 일직선이 되도록 한다. 반대쪽도 동일하게 실시한다.

NG

위로 올린 팔이 등 뒤로 넘어가거나 아래로 떨어지지 않도록 한다.

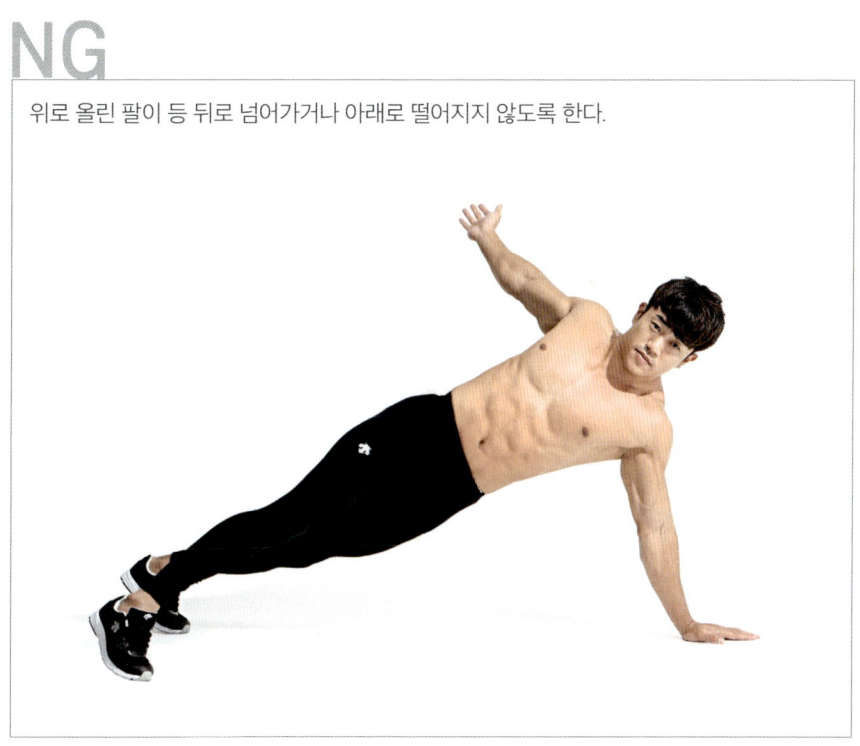

LEVEL 3 풀바디 푸쉬업

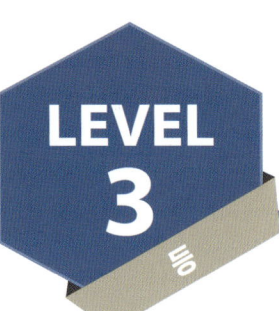

1 양손은 어깨너비로 벌려 바닥을 짚고, 바닥에 수건을 깔고 두 다리를 모아서 무릎을 꿇는다.

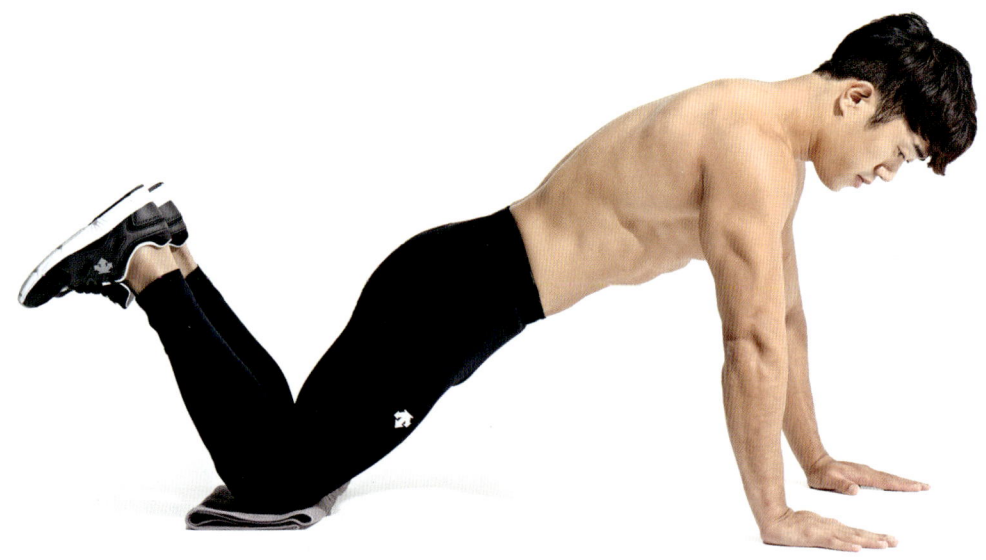

무릎을 바닥에 대고 푸쉬업을 한 후 팔로 상체를 당기는 동작으로 등 뒤쪽 가장 큰 근육인 광배근을 키울 수 있는 운동이다. 더불어 가슴 근육도 발달시킬 수 있다.

20회 / 5set

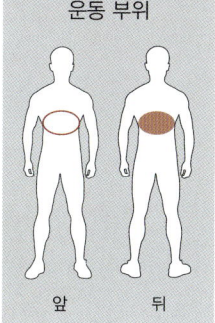

운동 부위
앞 뒤

10분에 100개 수행이 가능하면 'LEVEL 4'를 실시하세요.

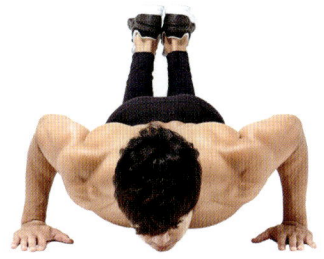

2

숨을 들이마시면서 팔꿈치를 굽혀 가슴이 바닥에 닿기 직전까지 내린다.

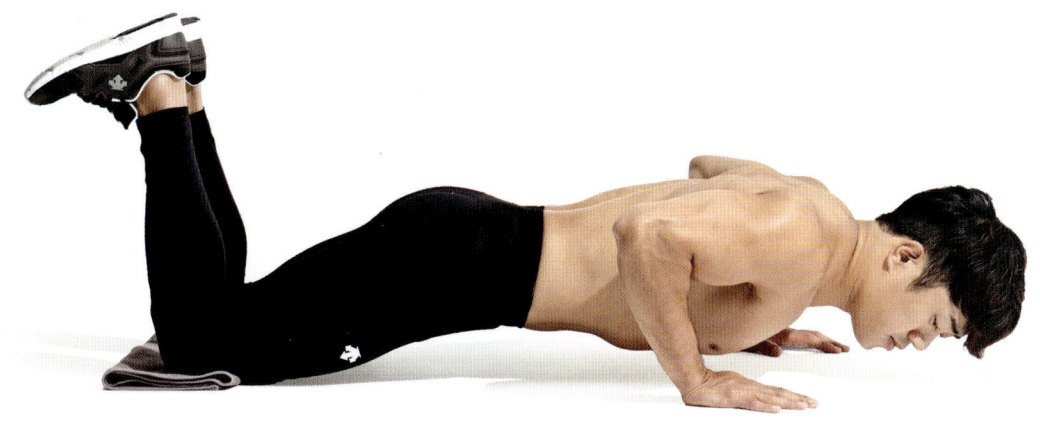

115

풀바디 푸쉬업

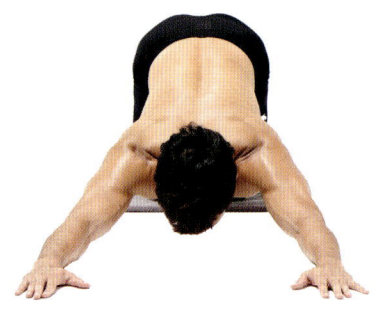

3 숨을 내쉬면서 양팔을 앞으로 쭉 뻗어 상체를 뒤로 민다.

POINT
상체를 앞뒤로 움직일 때 최대한 등으로 밀고 당긴다는 느낌으로 운동을 실시한다.

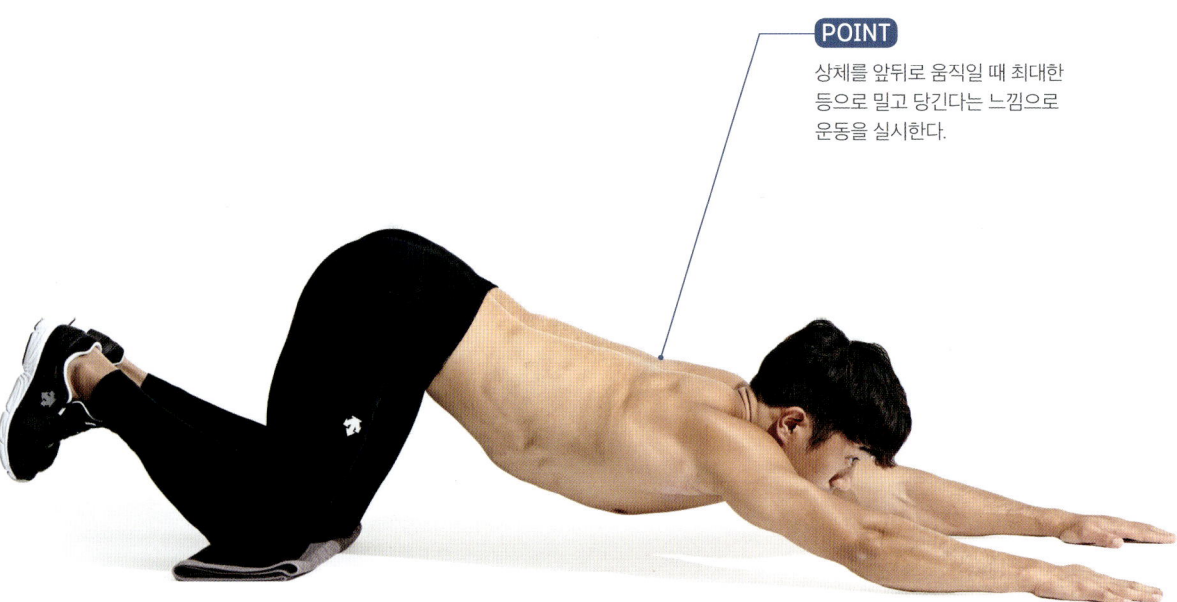

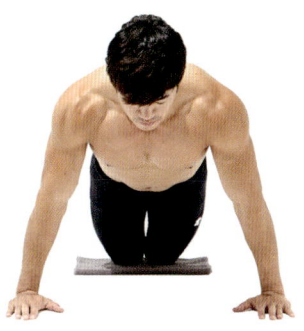

4 광배근을 이용해 상체를 앞으로 끌어당긴다는 느낌으로 팔을 펴면서 1번 자세로 되돌아온다.

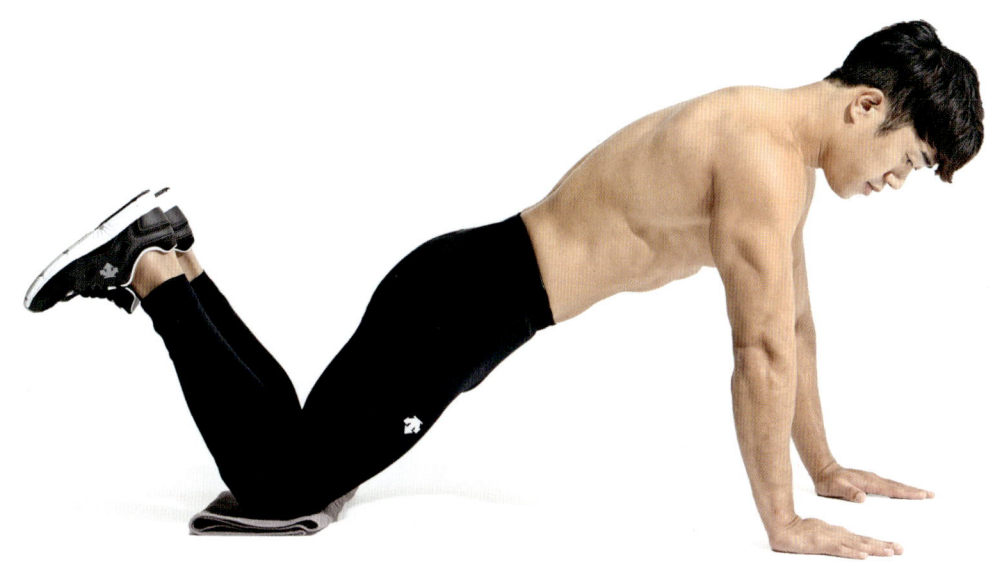

LEVEL 4 아쳐 푸쉬업

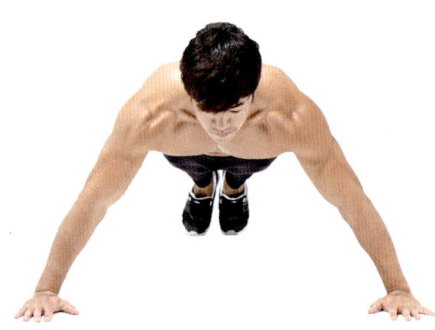

1 양손은 어깨너비보다 2배 넓게 벌려 바닥을 짚고, 양발은 모아서 바닥에 댄다. 양팔을 곧게 펴고 어깨부터 발끝까지 몸 전체를 긴장시켜 일직선을 만든다.

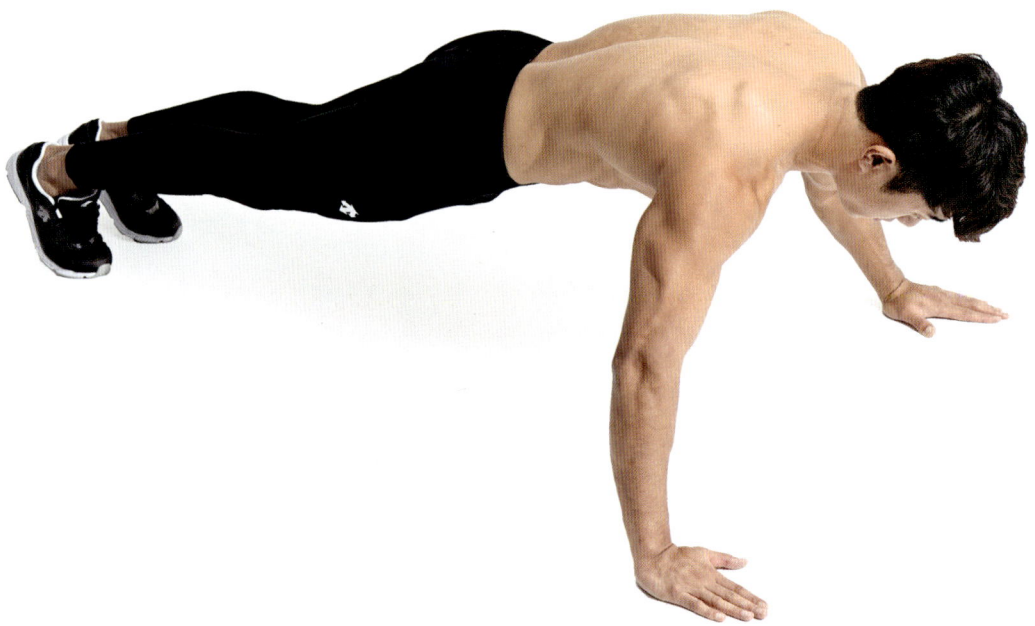

상체의 무게중심을 좌우로 번갈아 실어서 하는 동작으로 광배근을 키우는 데 큰 도움이 된다. 손목에 무리가 많이 가는 동작이므로 운동 전에 손목 스트레칭(p.21)을 반드시 실시한다.

10회 / 5set

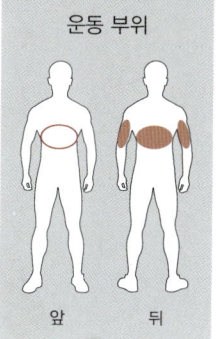

10분에 50개 수행이 가능하면 'LEVEL 5'를 실시하세요.

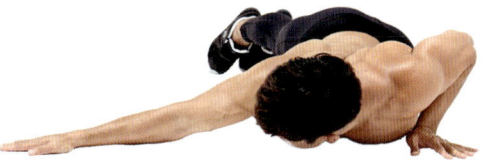

2

숨을 들이마시면서 왼쪽 팔꿈치를 굽혀 상체를 왼쪽으로 움직여 무게중심을 왼쪽에 싣는다. 이때 오른쪽 팔은 오른쪽으로 쭉 뻗는다.

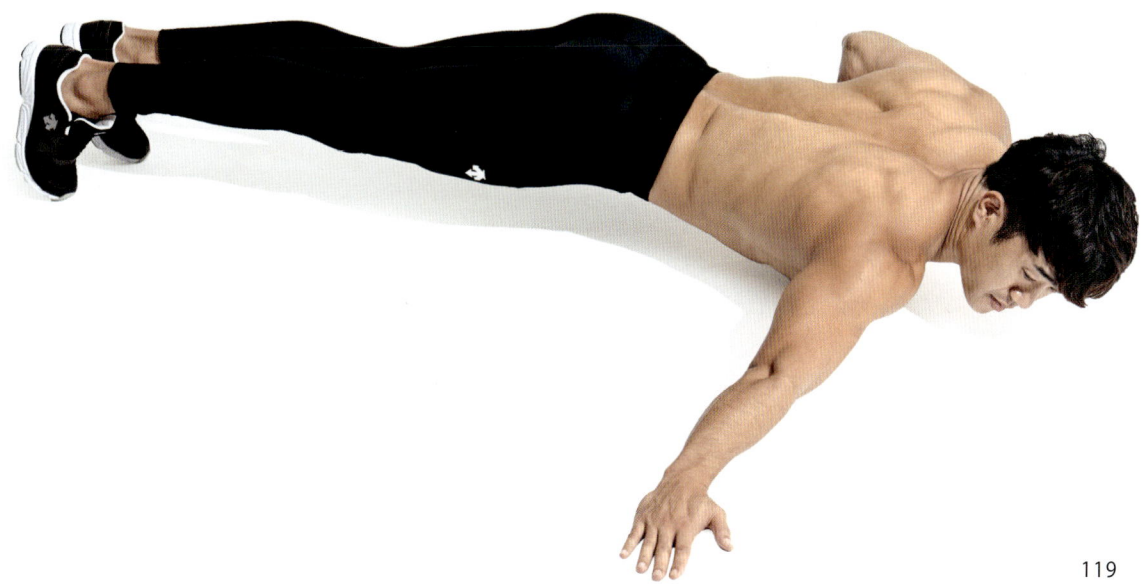

아쳐 푸쉬업

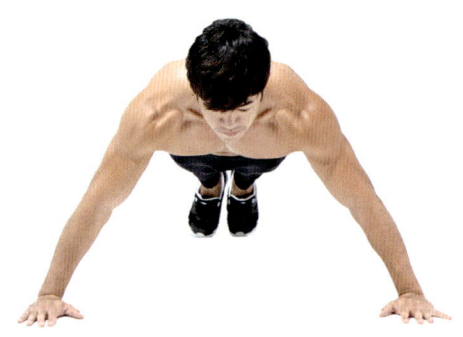

3 숨을 내쉬면서 왼쪽 상체의 힘을 이용해 상체를 들어 올려 1번 자세로 되돌아 온다.

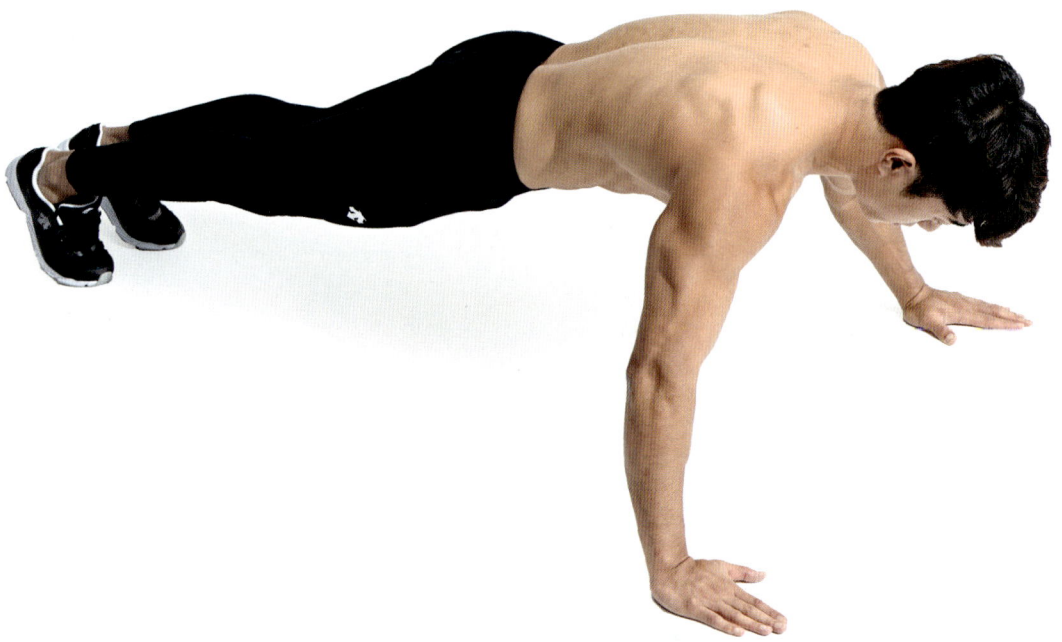

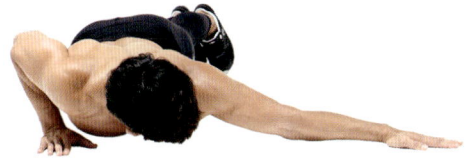

4 반대쪽도 동일하게 실시한다.

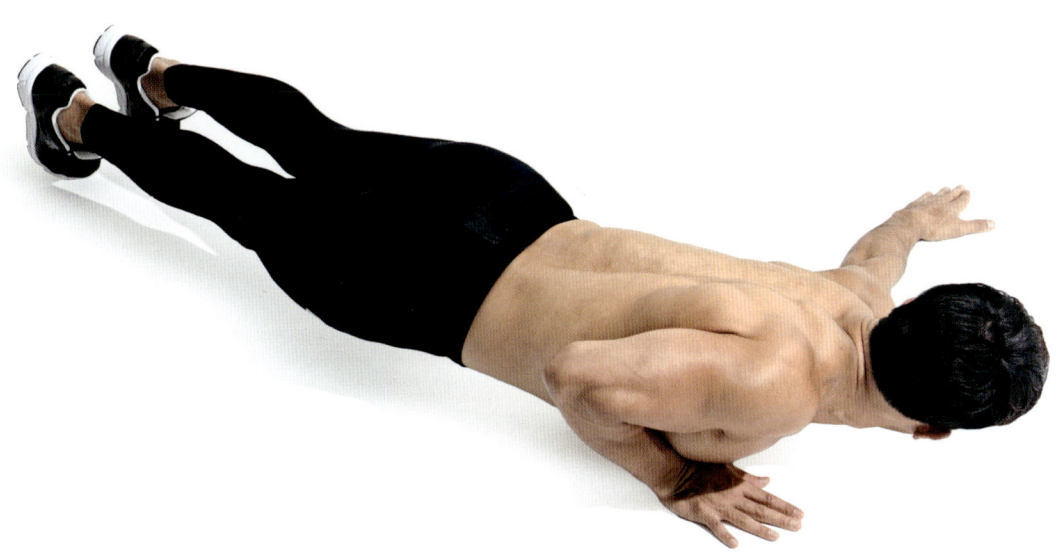

LEVEL 5 타이퍼라이터 푸쉬업

등

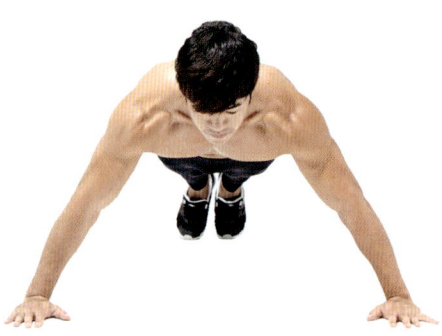

1 양손은 어깨너비보다 2배 넓게 벌려 바닥을 짚고, 양발은 모아서 바닥에 댄다. 양팔을 곧게 펴고 어깨부터 발끝까지 몸 전체를 긴장시켜 일직선을 만든다.

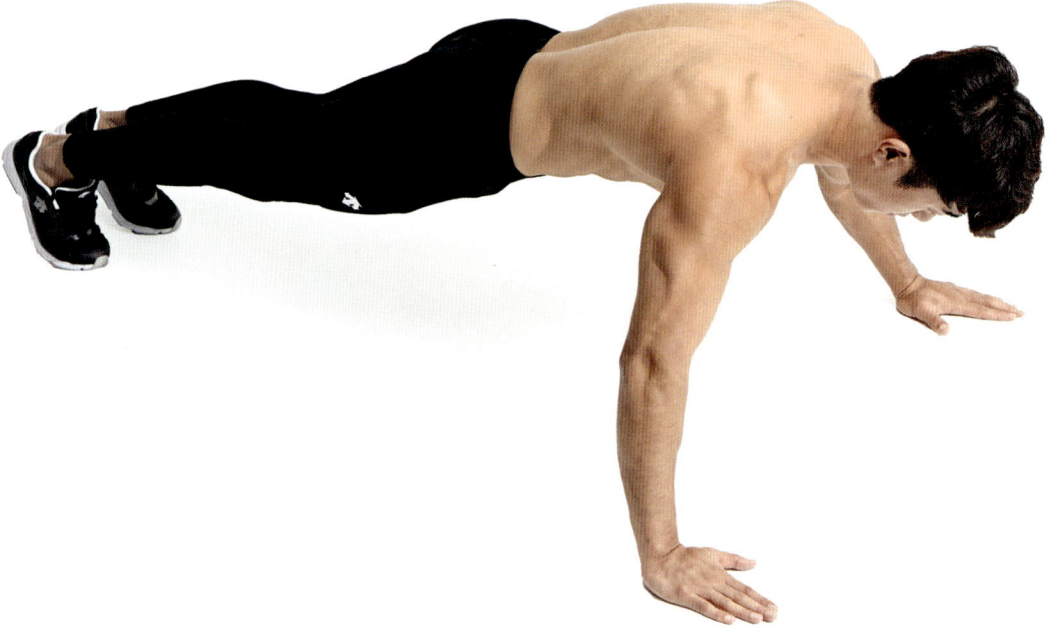

아쳐 푸쉬업의 진화형으로 근육의 긴장을 지속적으로 유지하기 위해 상체를 들어 올리지 않고 좌우로 움직이며 상체 근육 전체에 강한 자극을 주는 운동이다. 특히 광배근을 크게 발달시킬 수 있다.

10회 / 5set

운동 부위

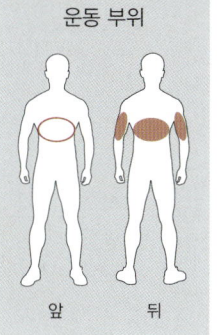

앞   뒤

10분에 50개 수행이 가능하면, 당신의 '등'은 완벽하다!

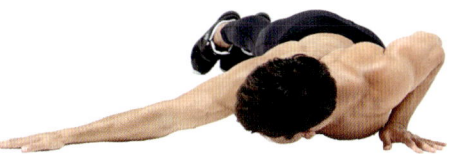

2 숨을 들이마시면서 왼쪽 팔꿈치를 굽혀 상체를 왼쪽으로 움직여 무게중심을 왼쪽에 싣는다. 이때 오른쪽 팔은 오른쪽으로 쭉 뻗는다.

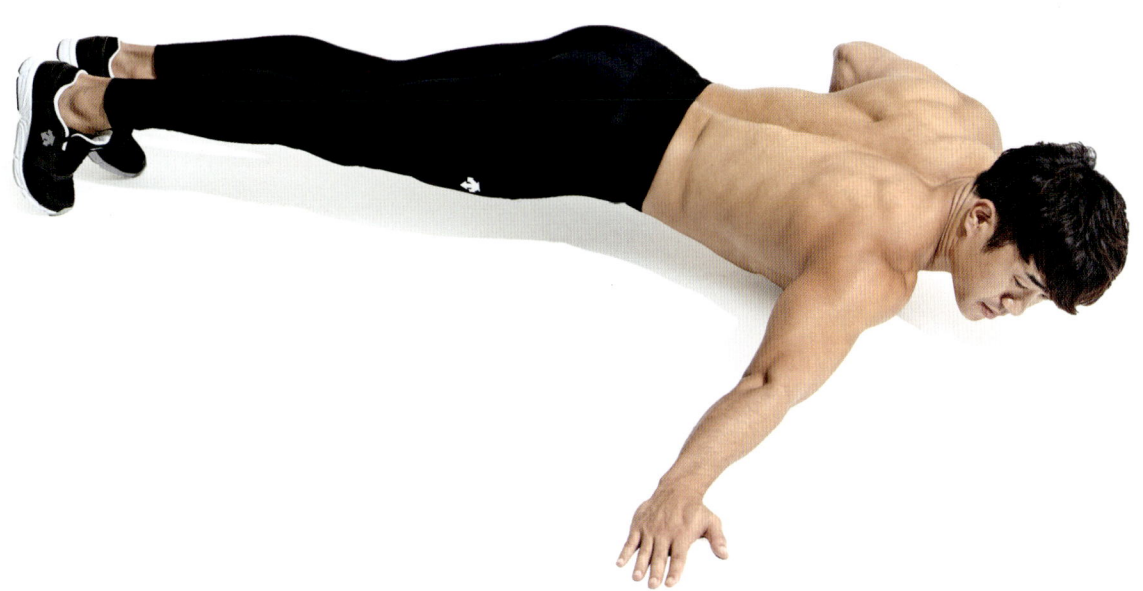

타이퍼라이터 푸쉬업

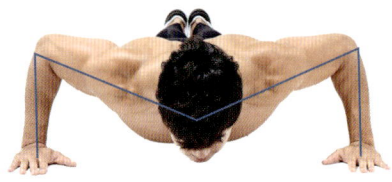

3 상체를 들어 올리지 않은 상태에서 오른쪽 팔꿈치를 굽히며 정면에서 보면 큰 M 자형 자세가 되도록 한다.

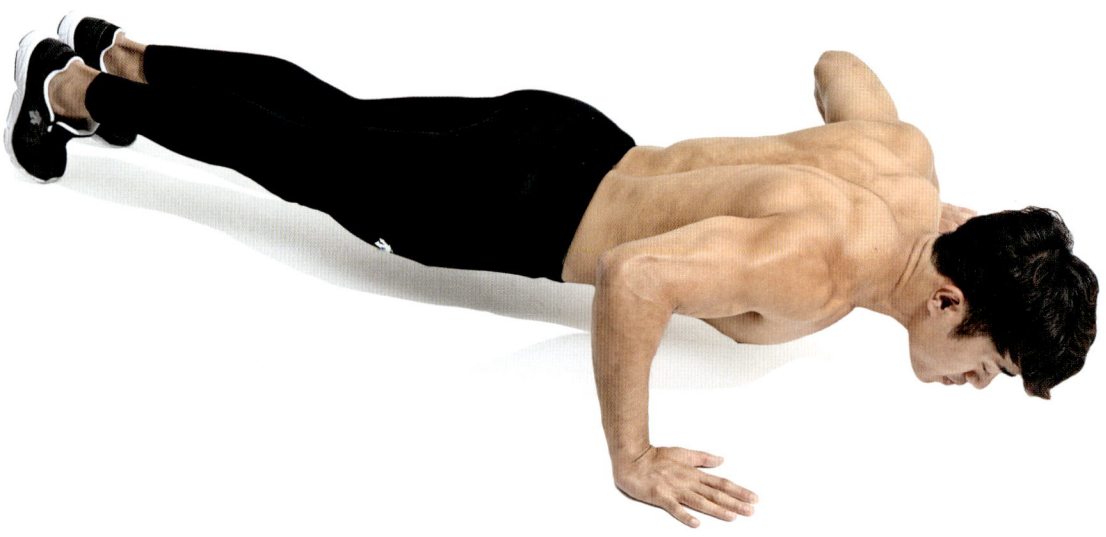

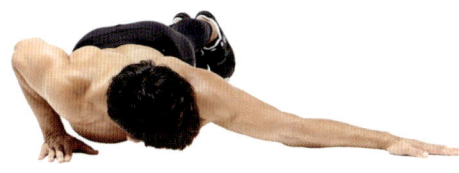

4 상체를 오른쪽으로 움직여 무게중심을 오른쪽에 싣는다. 이때 왼쪽 팔은 왼쪽으로 쭉 뻗는다. 1번 자세로 되돌아온다.

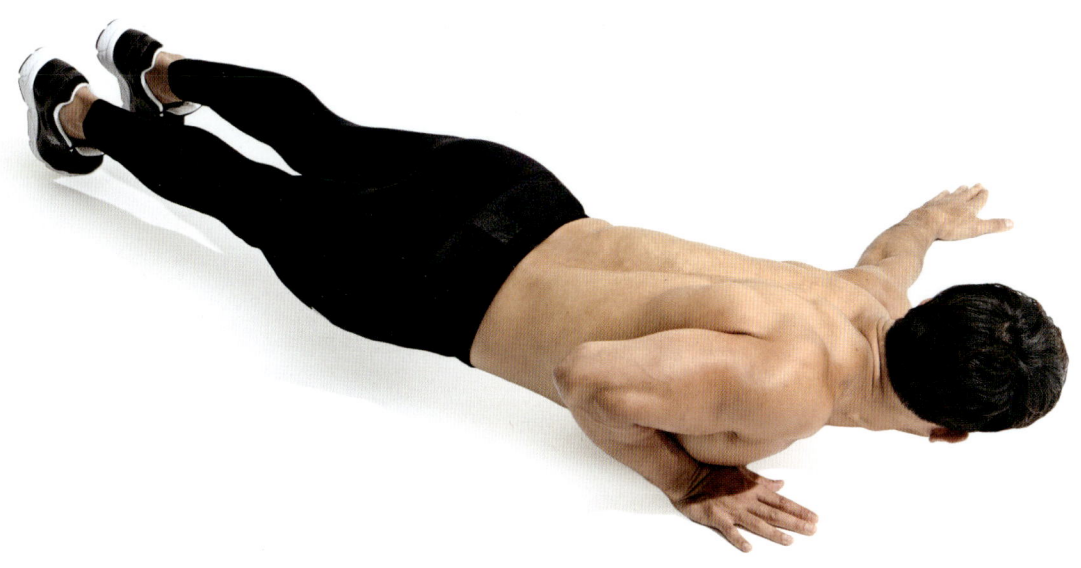

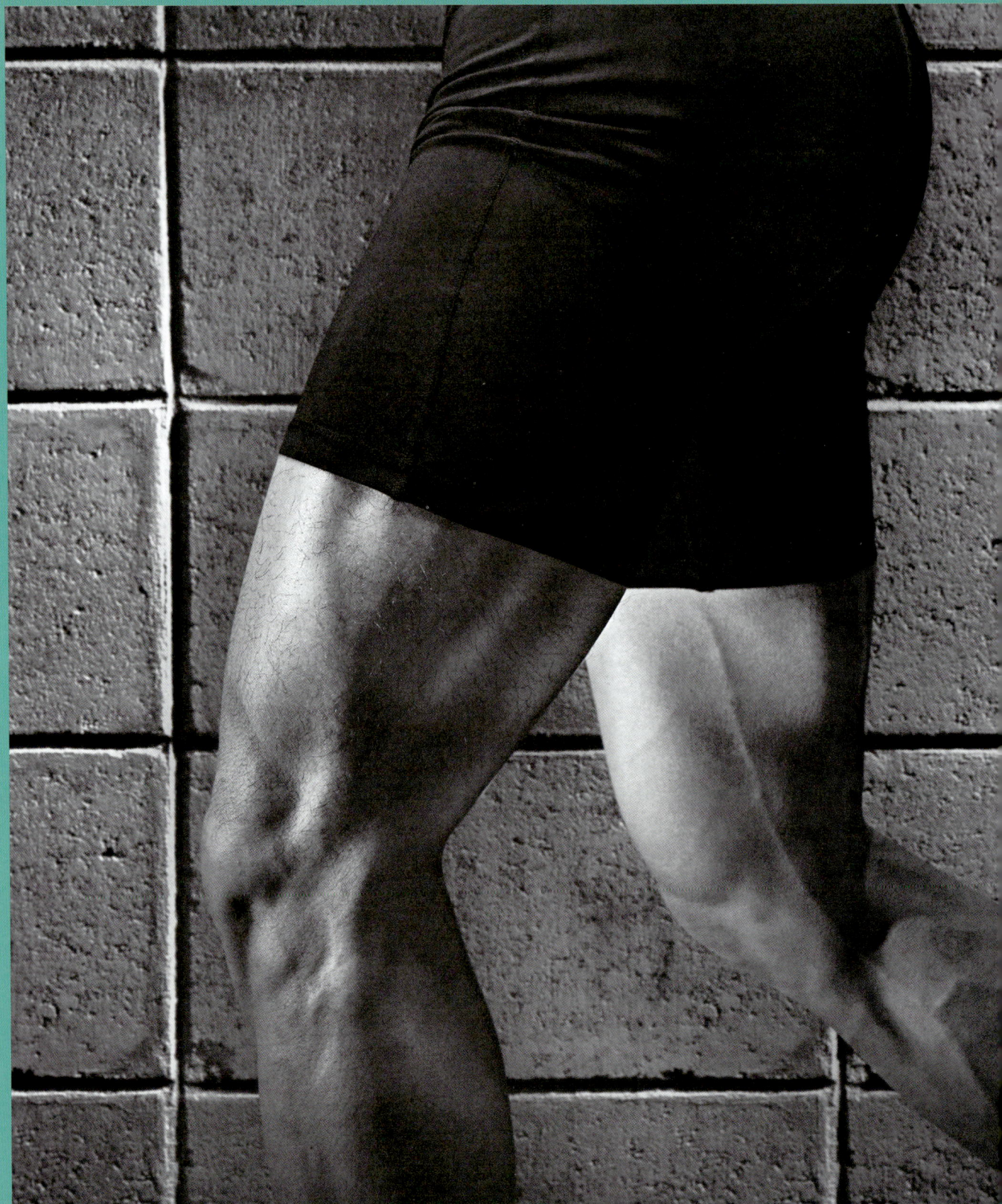

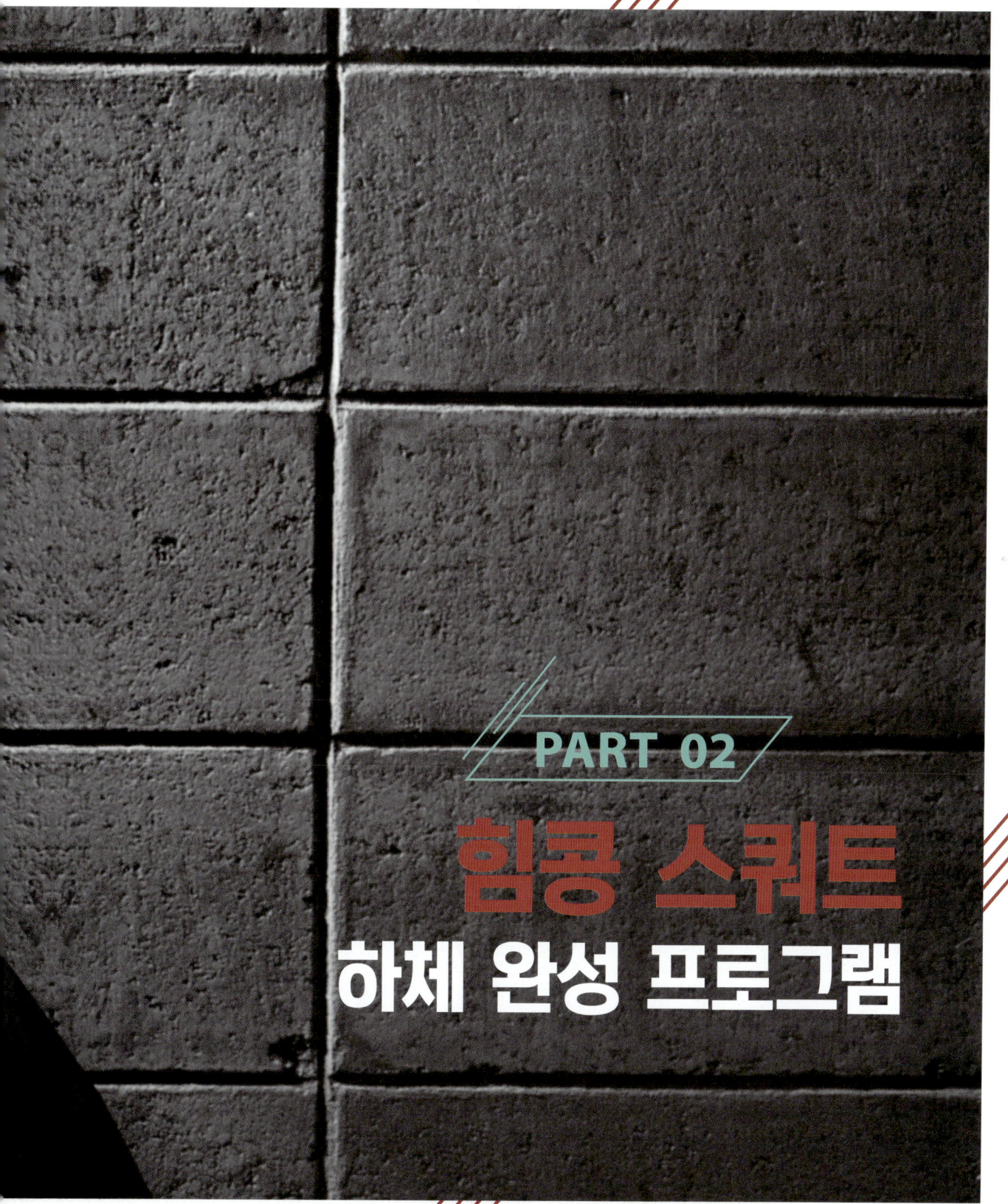

ONE

완벽한 하체의 비밀
힘콩 스쿼트

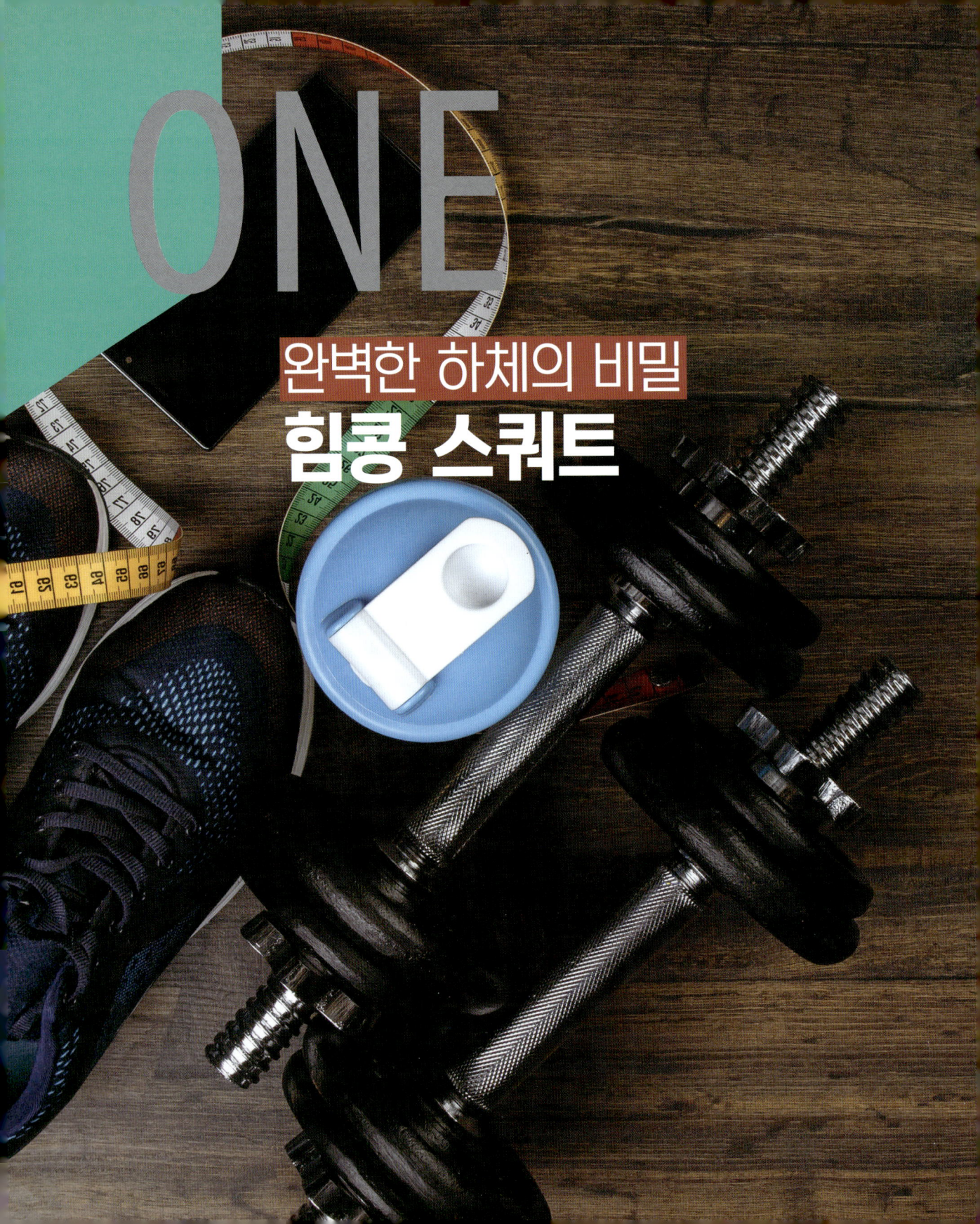

스쿼트란?

스쿼트^{squat}는 하체 근력을 키우는 데 가장 대표적인 운동으로, 웨이트 트레이닝에서도 기본 운동으로 꼽히며 '하반신 운동의 왕도'라고 불릴 만큼 효과가 좋은 운동이다. 하체의 힘으로 무릎을 구부렸다가 펴는 동작으로 운동 기구 없이 맨몸으로 해도 효과가 좋지만, 기구가 추가되면 더 큰 효과를 볼 수 있는 운동이다.

스쿼트는 하체만을 위한 운동이 아니다. 전신 운동이다. 특히 덤벨을 들고 하면 하반신 근육 발달은 물론이고 몸의 중심을 잡아주는 코어 근육 발달에도 큰 도움이 된다. 어깨와 팔에도 자극을 주니 전신 근육량을 증가시키는 데에도 효과가 있으며, 여러 근육을 동시에 사용하는 능력도 키워준다. 더불어 심폐지구력 향상, 지방 연소, 골밀도 증가에도 도움을 주는 가장 완벽한 운동이라 해도 과언이 아니다.

이처럼 맨몸운동에서도 최강의 효과를 보이는 스쿼트가 보기에는 쉬워보여도 잘못된 자세로 할 경우 허리, 무릎, 발목 등이 부상당하기 쉬우므로 올바른 자세를 익힌 후에 운동하는 게 좋다.

힘콩 스쿼트란?

힘콩 스쿼트는 스쿼트의 자세를 다양하게 변형한 운동으로, 하체를 고르게 발달시키는 일반 스쿼트와 달리 뒤태에 자신 없는 남자들을 위해 엉덩이 집중 단련 스쿼트, 다리가 유난히 가늘고 부실해서 콤플렉스가 심한 남자들을 위해 허벅지 집중 단련 스쿼트로 나누어 구성되었다.

  힘콩 스쿼트는 하체 근력은 물론이고 변형된 다양한 스쿼트 동작을 통해 내가 원하는 부위만 정확한 동작으로 집중 공략하여 빠르게 효과를 볼 수 있는 운동이다. 각 부위를 키우는 스쿼트 동작이 7단계로 나누어져 있으며, 이 책에서 소개하는 7단계 프로그램만 충실히 완수하면 헬스장에 가지 않아도, 단백질 셰이크를 먹지 않아도 완벽한 하체를 만들 수 있다.

왜 힘콩 스쿼트가 좋은가?

첫째, 원하는 부위를 집중 공략하여 키울 수 있다.

상체는 크게 발달되어 있는데 엉덩이가 유난히 빈약하거나 부실한 다리를 가진 남자들이 많다. '남자는 하체'라는 말이 있을 정도로 하체의 근력을 중요하게 생각하는 남자들에게 탄탄하지 못한 하체는 스트레스가 될 수밖에 없다. 힘콩 스쿼트는 각 부위를 빠르게 키워주는 변형 동작을 7단계로 나누어 구성하였다. 뒤태가 자신 없는 남자도, 반바지 입기를 꺼리던 남자도 이 책에 소개된 레벨업 프로그램만 잘 따라온다면, 단기간에 원하는 몸을 만들 수 있다.

둘째, 몸 전체의 밸런스를 잡아준다.

힘콩 스쿼트는 하체의 전체적인 밸런스를 잡아주는데, 이는 전신의 밸런스로 이어진다. 우리는 일상생활에서뿐만 아니라 운동을 할 때 두 다리로 몸을 지탱한다. 만약 두 다리의 밸런스가 무너져 균형이 맞지 않으면 온몸의 균형이 틀어져 관절과 인대에 부상을 입을 뿐만 아니라 심하면 온몸이 비틀어진 채로 평생을 살아야 한다. 이런 부상과 불균형을 방지하기 위해 힘콩 스쿼트가 필요하다.

힘콩 스쿼트는 하체 근육을 효과적으로 성장시키는 것뿐 아니라 몸 전체의 밸런스를 맞춰주는 가장 좋은 운동이라고 할 수 있다.

셋째, 근육 성장의 필수인 남성호르몬 분비를 촉진시킨다.
근육 성장에는 남성호르몬이 큰 역할을 한다. 힘콩 스쿼트는 남성호르몬을 폭발적으로 증가시켜주는 운동이다. 어떤 사람들은 스쿼트를 하면 하체가 심하게 두꺼워진다고 상체 운동만 하는데, 그런 경우 스쿼트를 한 사람에 비해 남성호르몬이 적게 분비되어 전신의 근육 성장률도 낮아진다. 힘콩 스쿼트는 하체 근력을 키우고 멋진 몸을 만드는 데에도 중요하지만 남자 건강 전반에 큰 영향을 미치는 운동이다.

넷째, 언제 어디서든 맨몸으로 할 수 있다.
힘콩 스쿼트는 어떤 운동 기구도 필요 없이 오로지 자신의 몸을 이용해 실시하는 운동이다. 덤벨을 들고 했을 때 더 큰 효과를 내는 동작도 있으나, 덤벨 없이 맨몸으로 해도 눈에 띄게 효과가 나타나기 때문에 하체 근육을 키우는 데에 문제는 없다.

이 책에서도 덤벨을 이용한 스쿼트 동작이 있으나, 덤벨의 무게를 직접 받아서 효과를 보는 것이 아니다. 단 5kg의 덤벨을 들어도 몸의 무게중심이 옮겨지는데, 같은 동작이라도 무게중심이 옮겨진 상태에서 스쿼트를 하면 해당 부위에 더 큰 자극이 온다. 덤벨이 있다면 이 책에 소개된 프로그램과 같이 하면 되고, 덤벨이 없다면 약간의 무게감이 느껴지는 어떤 것이라도 손에 들고 하면 같은 효과를 볼 수 있다.

  시간과 공간의 제약도 받지 않는다. 아침에 일어나서 자기 직전까지 10분이라는 짧은 시간과 내 몸이 서 있을 수 있는 정도의 공간만 있다면 누구나 언제 어디서든 간단하게 운동할 수 있다.

기본 자세

1. 무릎의 정확한 위치

스쿼트를 할 때 엉덩이를 뒤로 쭉 빼면서 무릎이 발끝을 넘지 않도록 하라는 것은 몸의 무게중심을 뒤쪽에 실으라는 의미다. 틀린 말은 아니지만 그렇다고 다 맞는다고 볼 수도 없다. 예를 들어 키가 크거나 유난히 다리가 긴 사람의 경우 스쿼트를 할 때 무릎이 발끝을 넘지 않게 되면 무게중심이 뒤쪽으로

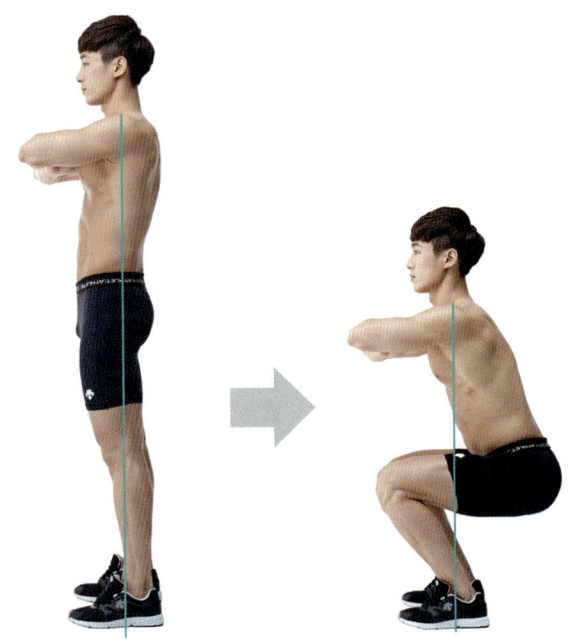

쏠려서 발끝이 들리게 된다. 그러면 고관절의 손상은 물론 뒤로 넘어져 더 큰 부상까지 입을 수 있다. 가장 정확한 자세는 발바닥의 중앙에 몸 전체의 무게중심을 두고 스쿼트를 하는 것이다. 발끝이나 뒤꿈치에 힘을 싣는 것이 아니라서 있을 때 내 어깨선과 수직선에 있는 발바닥 위치에 무게중심을 둔다고 의식하면서 하는 게 중요하다.

2. 올바른 허리 자세와 무릎 방향

스쿼트를 할 때 가장 많이 하는 실수가 허리 자세다. 허리와 등을 곧게 펴고 해야 허리 부상을 피할 수 있다. 자세가 힘들다고 허리를 굽힌 상태에서 하면 오히려 허리에 무리가 더 많이 가고, 무게중심이 뒤로 쏠려서 넘어질 수도 있다.

 스쿼트를 하면 무릎이 아프다는 사람이 많은데, 이는 무릎의 방향에 신경을 쓰지 않고 하기 때문이다. 두 다리를 어깨너비로 벌린 상태에서 양발은 정면으로 11자가 되도록 선다. 그러고서 무릎을 바깥쪽으로 돌린다는 느낌으로 무릎과 허벅지에 힘을 주면 된다. 그러면 자연스레 허벅지 앞쪽 근육인 대퇴사두근에 긴장이 높아지고, 엉덩이가 조여지는 느낌을 받을 수 있다. 이 느낌을 유지하면서 스쿼트를 하면 휘청거리지 않고 안정적으로 스쿼트를 할 수 있다.

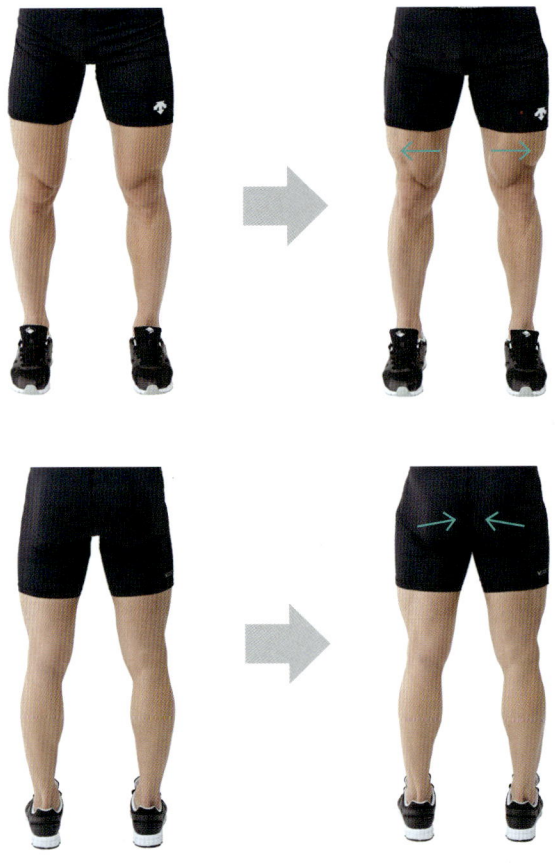

3. 무릎을 구부리는 각도

스쿼트를 할 때 많은 사람들이 어려워하는 게, 도대체 무릎을 얼마나 구부려야 하느냐이다. 답은 간단하다. 옆에서 보았을 때 무릎이 90도로 구부러질 때까지만 앉았다 일어나면 된다. 무릎이 90도 구부러지면 저절로 엉덩이는 바닥과 수평을 이루게 된다. 그 이상 무릎을 구부리면 엉덩이가 밑으로 내려가고, 그러면 자연스레 무게중심이 뒤로 넘어가게 되어 척추가 불안정해져 부상의 위험이 있다.

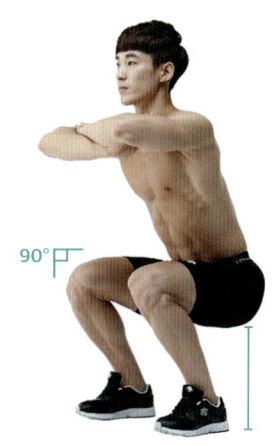

4. 발끝 방향과 양발의 너비

스쿼트를 할 때 양발의 너비를 다르게 하면 자극되는 부위도 달라진다. 어깨너비로 좁게 벌리는 내로우 스쿼트, 어깨너비만큼 벌리는 일반 스쿼트, 어깨너비보다 넓게 벌리는 와이드 스쿼트가 있다. 내로우 스쿼트는 허벅지 바깥쪽 근육을 자극하고, 일반 스쿼트는 허벅지 전체를 자극하며, 와이드 스쿼트는 허벅지 안쪽과 엉덩이를 자극한다. 이때 발끝의 방향이 중요한데 발끝의 방향은 항상 무릎의 방향과 같아야 한다. 와이드 스쿼트 같은 경우에 양발을 넓게 벌리기 때문에 양발 끝의 각도도 마찬가지로 넓어진다.

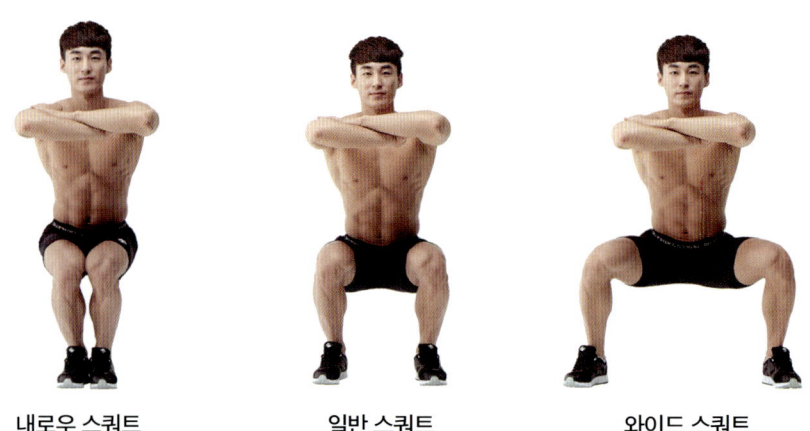

내로우 스쿼트   일반 스쿼트   와이드 스쿼트

5. 시선 처리

스쿼트를 할 때 시선은 전방 15도 정도를 보는 것이 좋다. 고개를 숙이고 스쿼트를 하면 허리가 굽어질 수 있고 그러면 온몸의 긴장이 풀리기 때문이다. 그리고 허리가 굽어지면 무게중심이 앞으로 기울어 무릎 관절에 무리가 가고 부상을 입을 수 있다. 스쿼트를 할 때에는 반드시 고개를 들고 가슴을 내밀고 허리를 꼿꼿하게 하여 온몸에 긴장을 유지한 상태에서 해야 한다.

Q & A

Q 스쿼트를 1회도 못 하면 어떻게 할까?

A 푸쉬업이 어려운 사람이 무릎을 대고 하는 것처럼 스쿼트도 강도를 낮춰서 할 수 있다. '박스 스쿼트'라는 동작으로 스쿼트를 할 때 의자에 앉았다가 일어나는 동작을 반복하는 것이다. 이 운동은 무릎 통증이 있거나 과체중이어서 스쿼트를 못할 때 하면 좋다. 자세만 의자에 앉았다 일어서는 것일 뿐, 하는 방법은 기본 스쿼트와 동일하다.

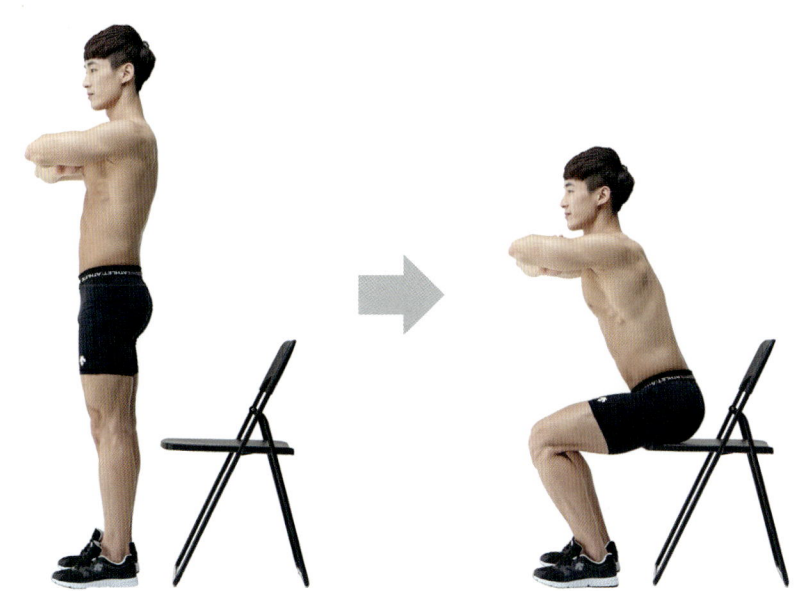

Q 스쿼트를 하면 하체가 굵어지나?

A 그렇다. 하체 운동을 하면 하체가 당연히 두꺼워진다. 그렇지만 흔히 생각하는 울퉁불퉁하고 우람한 하체는 쉽게 만들어지지 않는다. 150~200kg 정도의 무게를 들고 스쿼트를 해야만 가능하다. 하체가 조금 두꺼워지는 것이 두려워서 스쿼트의 수많은 장점들을 포기할 것인가? 스쿼트를 하면 하체와 별개일 것 같은 식스팩과 각진 어깨, 탄탄한 가슴 근육을 훨씬 더 빨리 내 것으로 만들 수 있다. 스쿼트를 하면 남성호르몬이 많이 분비되기 때문이다. '남성호르몬 부스터'인 스쿼트를 절대 포기하지 말자. 스쿼트를 하지 않는 것과 하는 것의 차이는 목표에 도달하기 위해 천천히 걸어가는 것과 전력 질주하는 것만큼 큰 차이를 보인다.

Q 스쿼트를 할 때 허리가 아픈 이유는?

A 스쿼트를 할 때 복부에 힘을 주지 않기 때문이다. 상체를 지탱하는 근육은 복근과 허리 근육인데 허리만 긴장시키고 운동을 하니 그럴 수밖에 없다. 스쿼트를 할 때에는 복부와 허리를 동시에 긴장시켜야 한다. 처음부터 엉덩이를 뒤로 빼서 허리에만 긴장을 주지 말고 양쪽 무릎을 좌우측으로 밀면서

엉덩이를 긴장시키고 복부에 힘을 준 상태에서 스쿼트를 해야 한다. 이렇게 올바른 자세로 스쿼트를 하면 허리에 부담이 덜 가서 통증도 사라진다.

Q 스쿼트 전후로 스트레칭을 꼭 해야 할까?

A 스쿼트가 간단하고 쉬워보여도 복합 운동이기 때문에 본 운동 전후로 반드시 충분한 스트레칭을 해야 한다. 운동 전과 후에 하는 스트레칭 동작도 다르다. 운동 전에 실시하는 '동적 스트레칭'은 관절을 충분히 움직여 유연성을 확보해서 운동 중에 혹시라도 발생할 수 있는 부상을 예방하고 운동 효과를 더욱 극대화시키는 역할을 한다. 반면에 운동 후에 하는 '정적 스트레칭'은 경직된 전신의 근육을 최대한 이완시키는 동작으로 뭉쳐 있는 근육을 풀어 근육통을 예방하고 전신 피로를 풀어준다.

Q 단계를 높일 때 100개인 이유는 무엇인가?

A 대부분의 사람들은 운동을 무조건 많이 하면 좋다고 생각한다. 하지만 그렇지 않다. 근육을 키우는 운동을 할 때 가장 큰 효과를 내는 운동 횟수는 12~15회를 1세트로 하는 것이다. 한 세트를 끝내고 1분에서 1분 30초 정도

휴식 시간을 가지고 2세트를 실시하여, 운동과 휴식을 번갈아서 총 5세트를 하는 것이 근육을 키우는 데 가장 좋은 횟수다.

외부에서 어떤 무게의 힘을 받지 않고 오로지 내 몸의 무게만을 가지고 하는 맨몸 스쿼트의 경우는 1세트에 20회가 운동 효과를 가장 크게 볼 수 있는 개수다. 이 책에 소개된 덤벨을 들고 하는 스쿼트도 몸의 무게중심을 옮기기 위함일 뿐, 워낙 적은 무게를 들고 하기 때문에 개수는 맨몸 스쿼트와 동일하게 20회를 1세트로 한다. 중간에 휴식 시간을 가지면서 5세트, 총 100회를 수행하는 데 무리가 없다면 난이도가 좀 더 높은 다음 레벨의 스쿼트로 넘어갈 수 있다.

단, 하체의 무게중심을 좌우로 번갈아 실어서 하는 스쿼트(피스톨 스쿼트, 불가리안 스플릿 스쿼트)는 양쪽을 모두 실시하면 2회로 간주한다. 스쿼트는 전신 운동이기 때문에 한쪽 다리만 구부려도 펴 있는 반대쪽 다리에도 자극이 가므로, 1회 하는 것이 기본 스쿼트를 2회 하는 것과 같은 효과를 주는 것이나. 그래서 좌우로 번갈아서 하는 스쿼트는 양쪽을 모두 수행한다는 조건으로 10회가 1세트로 총 50회를 수행하는 것을 레벨업 조건 개수로 지정한다.

스쿼트 초급자를 위한 '7days 프로그램'

스쿼트는 자신의 근력에 맞게 하는 것이 가장 중요하다. 본격적으로 스쿼트 레벨업 프로그램을 하기 이전에 가장 먼저 해야 할 일이 있다. 바로 '나의 스쿼트 단계'를 체크하는 것이다. 앞서 소개한 스쿼트 기본 자세를 숙지한 후에 기본 스쿼트로 테스트하여 자신의 스쿼트 단계를 체크한다. 자신의 운동 능력을 정확히 알아야 이후에 진행될 스쿼트 레벨업 프로그램을 잘 따라할 수 있다.

TEST 조건

기본 스쿼트 자세로 1분에 1세트씩 진행한다. 1세트가 끝나면 60~90초 휴식 시간을 가지고, 2세트를 진행한다. 운동과 휴식을 번갈아 총 5세트를 진행하며 평균적인 스쿼트 개수를 체크한다.

TEST 결과

초급 1단계	20개 이하(1세트에 평균 4개 이하)
초급 2단계	21개 이상 50개 이하(1세트에 평균 5~10개)
초급 3단계	51개 이상 70개 이하(1세트에 평균 11~14개)

초급 1단계부터 3단계까지 자신의 스쿼트 단계가 확인됐다면, 각 단계에 맞는 초급자 프로그램을 실시한다. 스쿼트 초급자를 위한 7days 프로그램은 테스트와 동일하게 기본 스쿼트로 하고, 운동과 휴식을 번갈아가며 총 5세트를 10분간 실시한다. 하루 운동, 하루 휴식의 격일로 하며, 운동 전후에는 반드시 스트레칭을 한다. 각 세트마다 수행해야 하는 기본 스쿼트 개수를 실시한 후에는 의자에 앉았다 일어나는 '박스 스쿼트'를 모든 힘을 다 쓸 때까지 하고서 휴식 시간을 갖는다.

· **초급 1단계** - 20개 이하(10분간 5세트 / 1세트에 평균 4개 이하)

(단위 : 개수)　　　　　　　　　　　　한 세트가 끝나면 60~90초 휴식 시간을 갖는다.

		1세트	2세트	3세트	4세트	5세트	
월	동적 스트레칭	기본 스쿼트 ×4 박스 스쿼트 가능할 때까지	기본 스쿼트 ×3 박스 스쿼트 가능할 때까지	기본 스쿼트 ×3 박스 스쿼트 가능할 때까지	기본 스쿼트 ×2 박스 스쿼트 가능할 때까지	기본 스쿼트 ×1 박스 스쿼트 가능할 때까지	정적 스트레칭
화	휴식						
수	동적 스트레칭	기본 스쿼트 ×6 박스 스쿼트 가능할 때까지	기본 스쿼트 ×5 박스 스쿼트 가능할 때까지	기본 스쿼트 ×4 박스 스쿼트 가능할 때까지	기본 스쿼트 ×3 박스 스쿼트 가능할 때까지	기본 스쿼트 ×2 박스 스쿼트 가능할 때까지	정적 스트레칭
목	휴식						
금	동적 스트레칭	기본 스쿼트 ×8 박스 스쿼트 가능할 때까지	기본 스쿼트 ×7 박스 스쿼트 가능할 때까지	기본 스쿼트 ×6 박스 스쿼트 가능할 때까지	기본 스쿼트 ×5 박스 스쿼트 가능할 때까지	기본 스쿼트 ×4 박스 스쿼트 가능할 때까지	정적 스트레칭
토	휴식						
일	휴식						

* 초급 1단계 프로그램이 끝나면 스스로 한 번 더 테스트를 진행하고, 자신의 운동 능력에 따라 단계를 바꿔서 한다.

· **초급 2단계** - 21개 이상 50개 이하(10분간 5세트 / 1세트에 평균 5~10개)

(단위 : 개수)　　　　　　　　　　　한 세트가 끝나면 60~90초 휴식 시간을 갖는다.

		1세트	2세트	3세트	4세트	5세트	
월	동적 스트레칭	기본 스쿼트 ×7 박스 스쿼트 가능할 때까지	기본 스쿼트 ×6 박스 스쿼트 가능할 때까지	기본 스쿼트 ×5 박스 스쿼트 가능할 때까지	기본 스쿼트 ×4 박스 스쿼트 가능할 때까지	기본 스쿼트 ×3 박스 스쿼트 가능할 때까지	정적 스트레칭
화	휴식						
수	동적 스트레칭	기본 스쿼트 ×11 박스 스쿼트 가능할 때까지	기본 스쿼트 ×10 박스 스쿼트 가능할 때까지	기본 스쿼트 ×9 박스 스쿼트 가능할 때까지	기본 스쿼트 ×8 박스 스쿼트 가능할 때까지	기본 스쿼트 ×7 박스 스쿼트 가능할 때까지	정적 스트레칭
목	휴식						
금	동적 스트레칭	기본 스쿼트 ×14 박스 스쿼트 가능할 때까지	기본 스쿼트 ×13 박스 스쿼트 가능할 때까지	기본 스쿼트 ×12 박스 스쿼트 가능할 때까지	기본 스쿼트 ×11 박스 스쿼트 가능할 때까지	기본 스쿼트 ×10 박스 스쿼트 가능할 때까지	정적 스트레칭
토	휴식						
일	휴식						

* 초급 2단계 프로그램이 끝나면 스스로 한 번 더 테스트를 진행하고, 자신의 운동 능력에 따라 단계를 바꿔서 한다.

· **초급 3단계** - 51개 이상 70개 이하(10분간 5세트 / 1세트에 11~14개)

(단위 : 개수)   한 세트가 끝나면 60~90초 휴식 시간을 갖는다.

		1세트	2세트	3세트	4세트	5세트	
월	동적 스트레칭	기본 스쿼트 ×14 박스 스쿼트 가능할 때까지	기본 스쿼트 ×13 박스 스쿼트 가능할 때까지	기본 스쿼트 ×12 박스 스쿼트 가능할 때까지	기본 스쿼트 ×11 박스 스쿼트 가능할 때까지	기본 스쿼트 ×10 박스 스쿼트 가능할 때까지	정적 스트레칭
화	휴식						
수	동적 스트레칭	기본 스쿼트 ×16 박스 스쿼트 가능할 때까지	기본 스쿼트 ×15 박스 스쿼트 가능할 때까지	기본 스쿼트 ×14 박스 스쿼트 가능할 때까지	기본 스쿼트 ×13 박스 스쿼트 가능할 때까지	기본 스쿼트 ×12 박스 스쿼트 가능할 때까지	정적 스트레칭
목	휴식						
금	동적 스트레칭	기본 스쿼트 ×18 박스 스쿼트 가능할 때까지	기본 스쿼트 ×17 박스 스쿼트 가능할 때까지	기본 스쿼트 ×16 박스 스쿼트 가능할 때까지	기본 스쿼트 ×15 박스 스쿼트 가능할 때까지	기본 스쿼트 ×14 박스 스쿼트 가능할 때까지	정적 스트레칭
토	휴식						
일	휴식						

* 초급 3단계 프로그램이 끝나면 스스로 한 번 더 테스트를 진행한다. 70개 이상 수행이 가능해지면 이제 부위별 레벨업 프로그램을 시작할 수 있을 정도로 기초 체력이 쌓였다는 뜻이므로, '힘콩 스쿼트로 완성하는 하체 부위별 운동' 프로그램에 도전해보자.

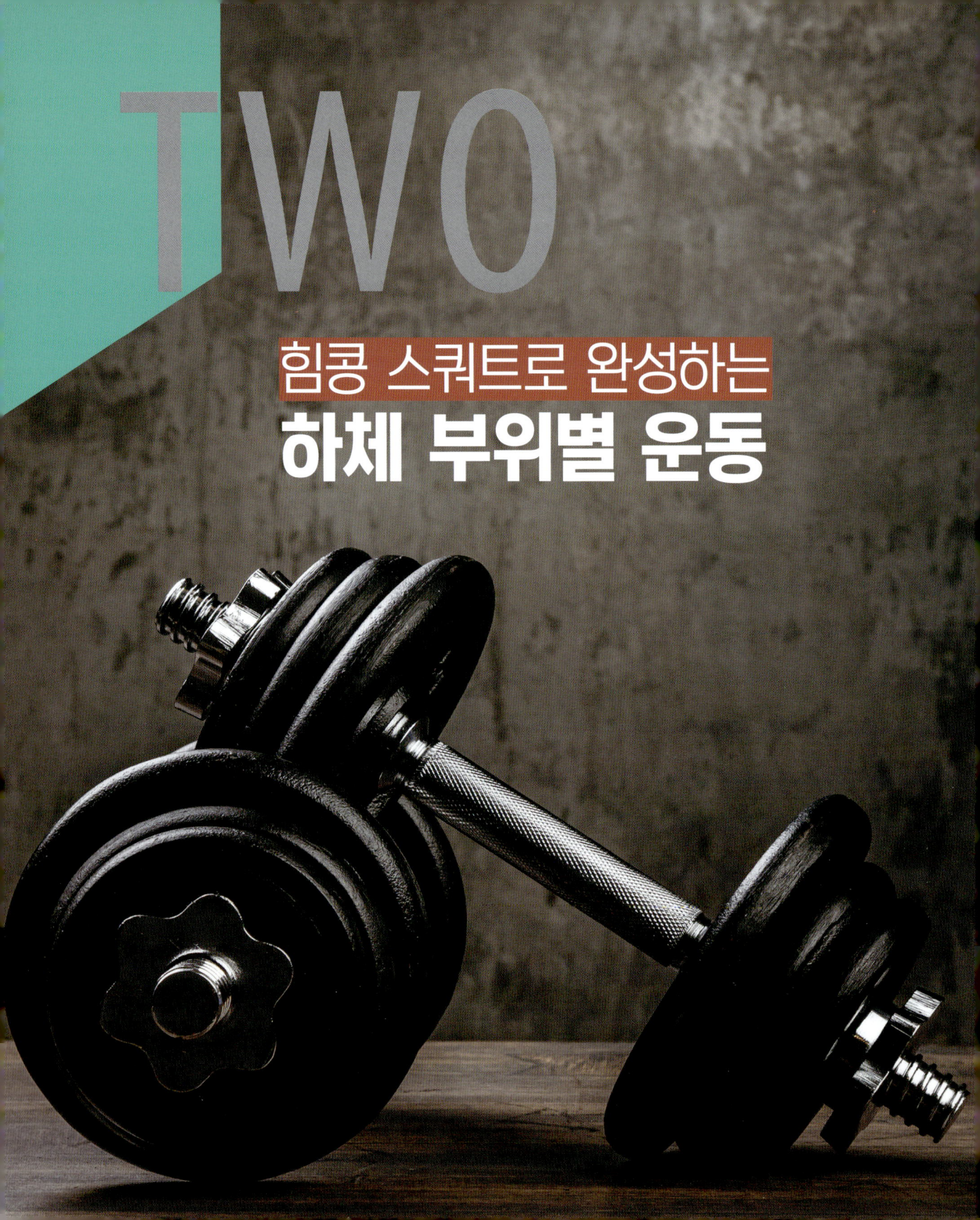

TWO

힘콩 스쿼트로 완성하는
하체 부위별 운동

엉덩이 LEVEL 1~7

허벅지 LEVEL 1~7

허벅지

LEVEL 1	기본 스쿼트
LEVEL 2	덤벨 스쿼트
LEVEL 3	점프 스쿼트
LEVEL 4	시프 스쿼트
LEVEL 5	오버헤드 스쿼트
LEVEL 6	시시 스쿼트
LEVEL 7	피스톨 스쿼트

LEVEL 1 기본 스쿼트

허벅지

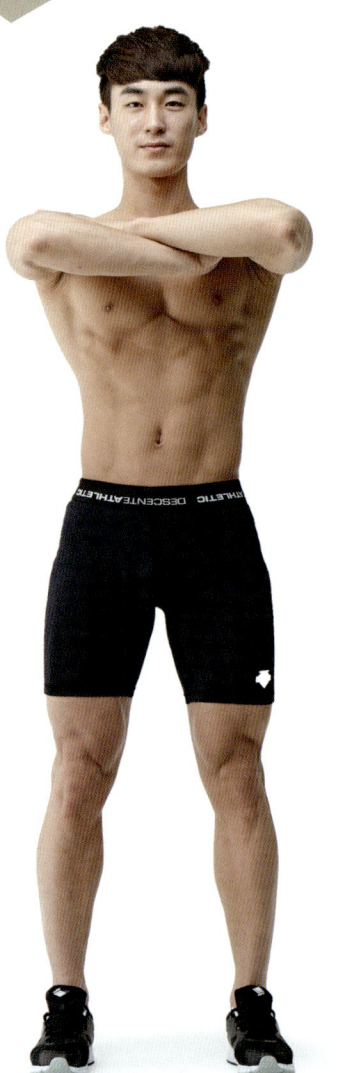
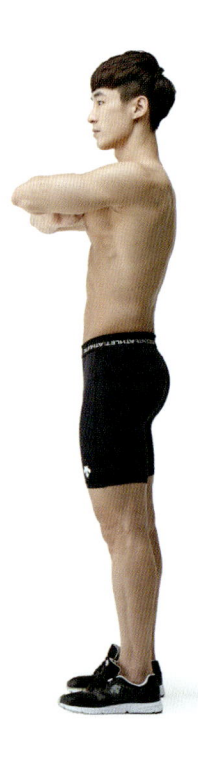

1 양팔은 팔짱을 껴서 어깨높이로 들고, 양발은 어깨너비로 벌리고 선다.

다리 힘으로 무릎을 구부렸다 펴면서 허벅지 근육을 수축, 이완시키는 동작으로 허벅지 안쪽과 바깥쪽, 엉덩이를 탄탄하게 해주고 허리 힘까지 키워주는 운동이다.

20회 / 5set

10분에 100개 수행이 가능하면 'LEVEL 2'를 실시하세요.

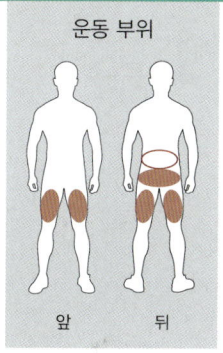

운동 부위

앞　뒤

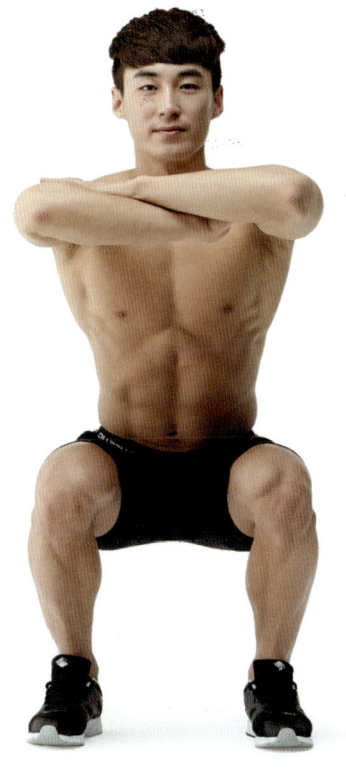

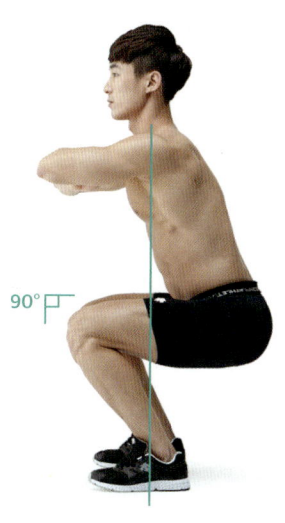

90°

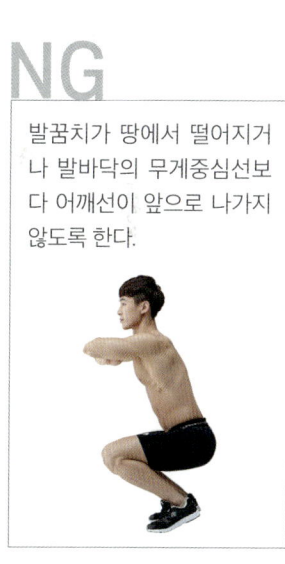

NG

발꿈치가 땅에서 떨어지거나 발바닥의 무게중심선보다 어깨선이 앞으로 나가지 않도록 한다.

2

숨을 들이마시면서 엉덩이를 뒤로 뺀다는 느낌으로 무릎을 90도로 구부리고, 숨을 내쉬면서 발 중앙에 힘을 주어 강하게 바닥을 밀면서 일어난다. 이때 발 중앙과 어깨선이 수직이 되도록 한다.

TIP 무릎을 구부리고 펼 때는 연속 동작으로 하며, 1회 동작 시간은 2~3초로 한다.

LEVEL 2 덤벨 스쿼트

허벅지

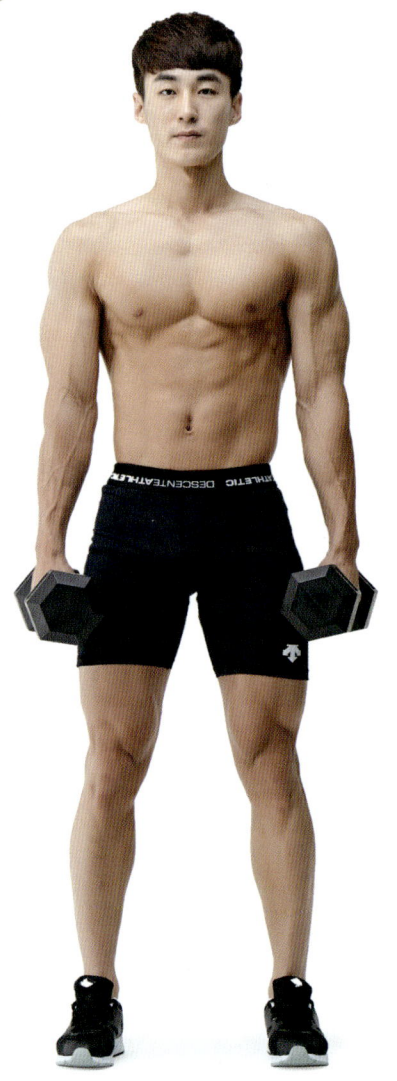
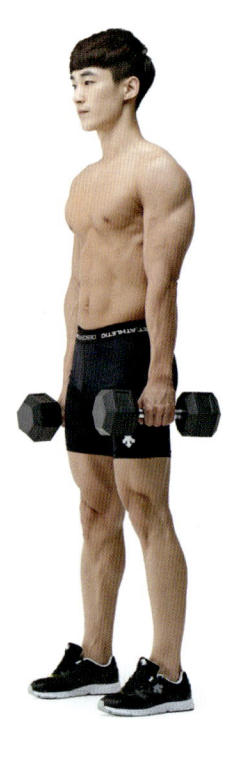

1 양손에 덤벨을 쥐고 허벅지 옆에 나란히 놓고, 양발은 어깨너비로 벌리고 선다.

양손에 덤벨을 들고 하는 스쿼트로 몸의 긴장을 더하여 허벅지에 강한 자극을 주는 동작이다. 적은 무게라도 덤벨을 들고 스쿼트를 하면 근육의 긴장과 무게중심이 달라져 큰 자극이 간다.

20회 / 5set

10분에 100개 수행이 가능하면 'LEVEL 3'을 실시하세요.

운동 부위

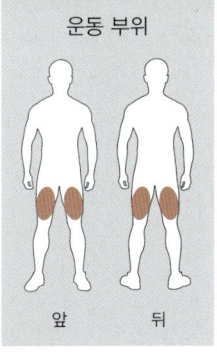

앞　　뒤

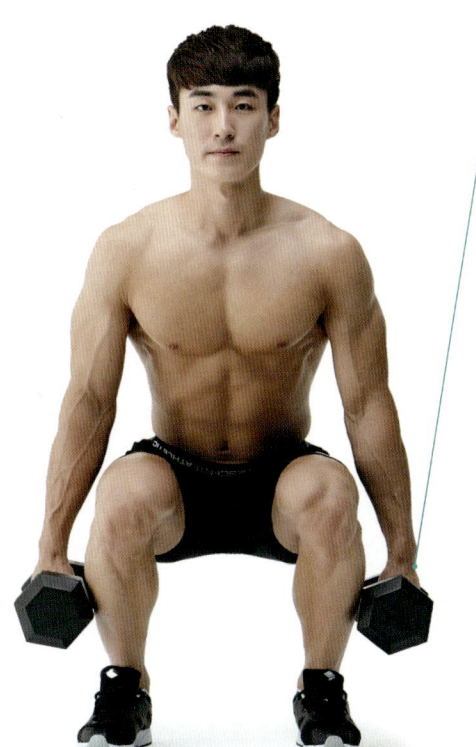

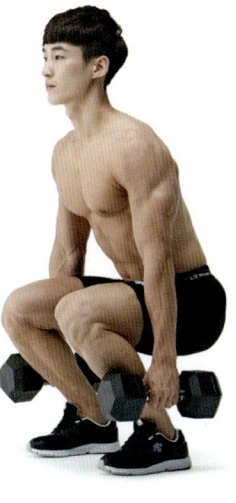

POINT
무릎을 구부릴 때 양손에 들고 있는 덤벨이 흔들리지 않도록 한다.

2
숨을 들이마시면서 엉덩이를 뒤로 뺀다는 느낌으로 무릎을 90도로 구부리고, 숨을 내쉬면서 발 중앙에 힘을 주어 강하게 바닥을 밀면서 일어난다.

LEVEL 3 점프 스쿼트
허벅지

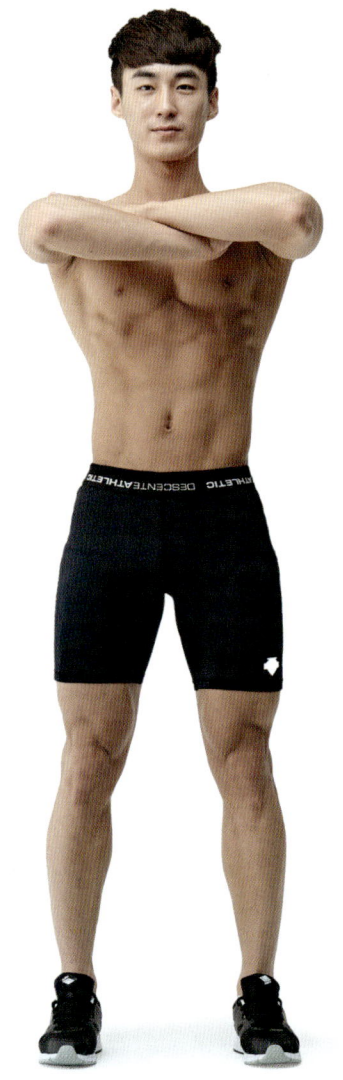 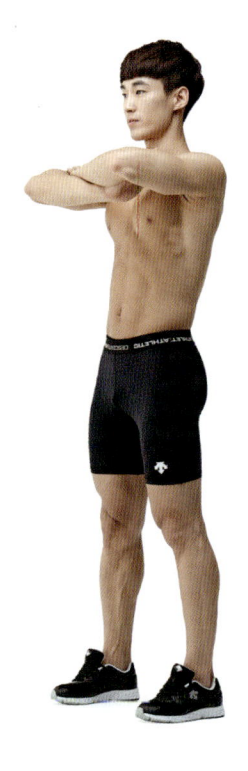

1 양팔은 팔짱을 껴서 어깨높이로 들고, 양발은 어깨너비로 벌리고 선다.

다리를 구부렸다 펼 때 점프하는 스쿼트로 허벅지 앞쪽을 집중 강화시키는 동작이다. 점프했다가 무릎을 구부릴 때 자신의 체중에 내려오는 속도가 가중되어 허벅지에 강한 자극을 준다.

20회 / 5set

10분에 100개 수행이 가능하면 'LEVEL 4'를 실시하세요.

운동 부위

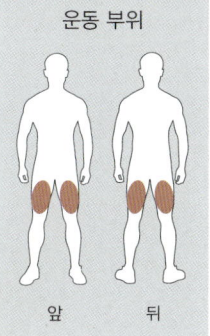

앞　　뒤

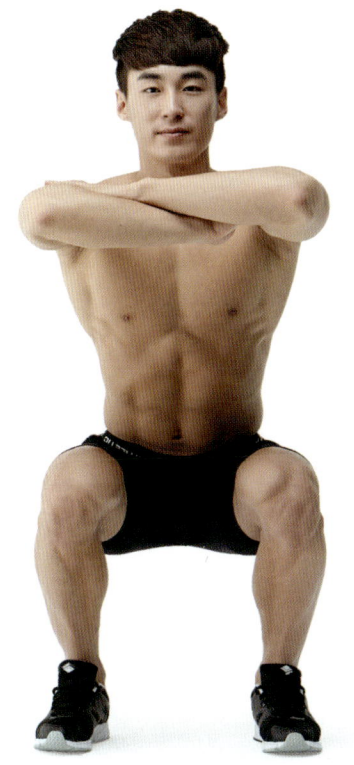

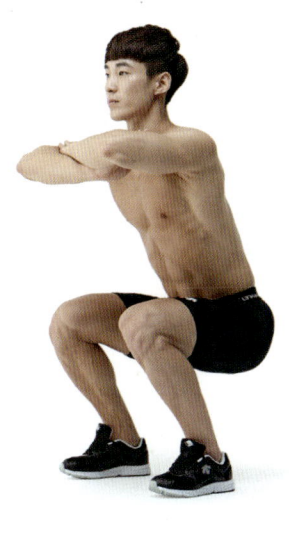

2　숨을 들이마시면서 엉덩이를 뒤로 뺀다는 느낌으로 무릎을 90도로 구부린다.

점프 스쿼트

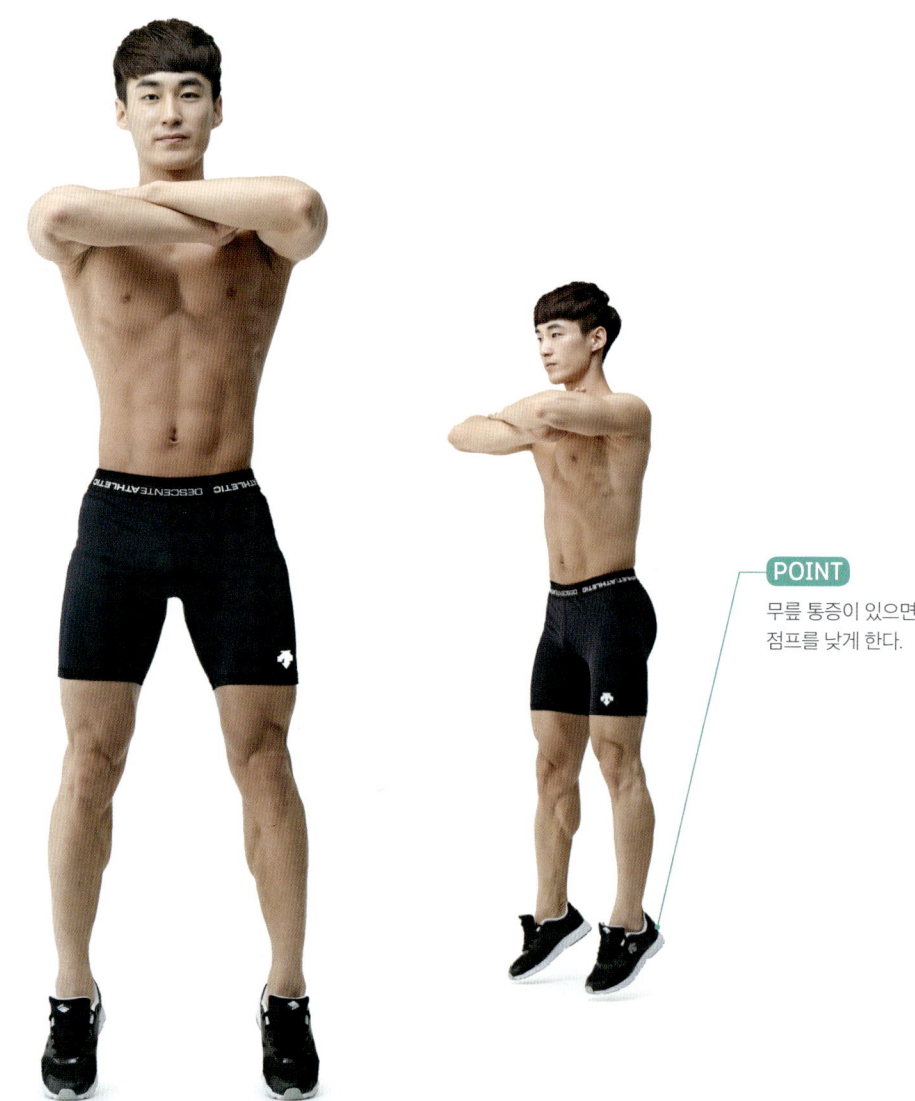

POINT
무릎 통증이 있으면 점프를 낮게 한다.

3 숨을 내쉬면서 발 중앙에 힘을 주어 강하게 바닥을 밀면서 제자리에서 점프한다.

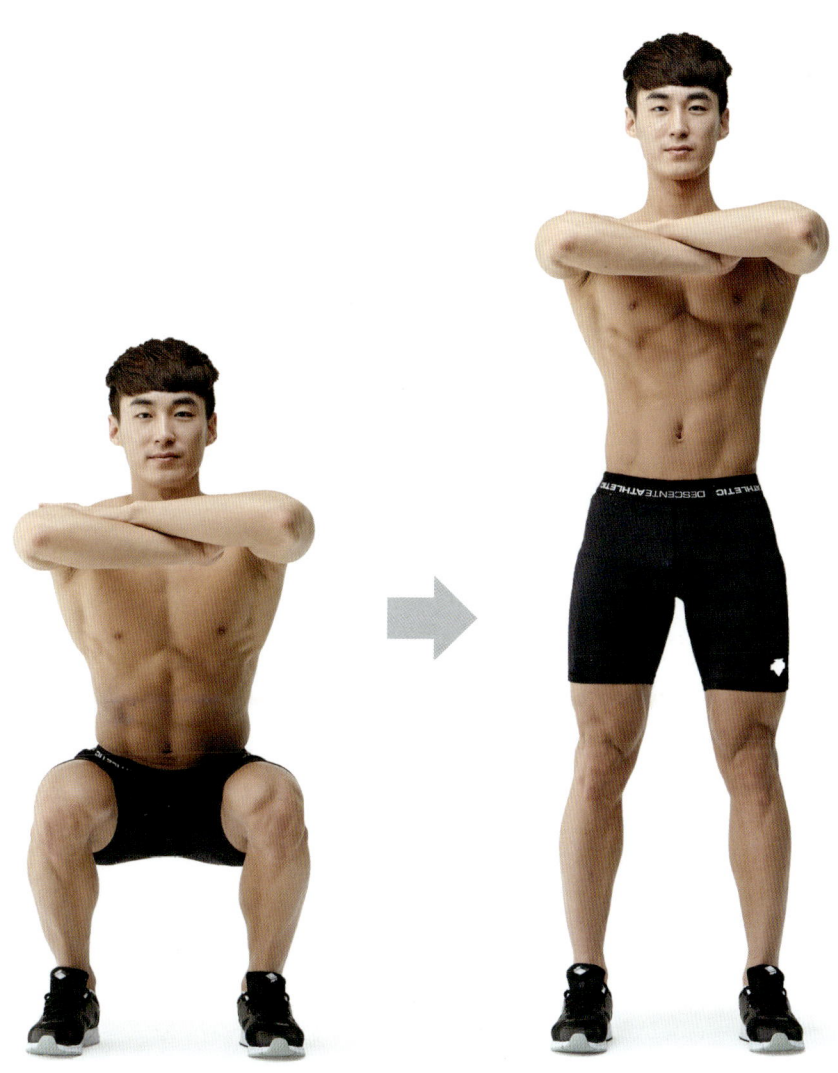

4 착지 시 엉덩이를 뒤로 뺀다는 느낌으로 무릎을 구부린 후 펴면서 1번 자세로 되돌아온다.

TIP 가능하다면 착지할 때 다시 무릎을 펴는 동작 없이 바로 점프하여 20회를 연속 수행한다.

LEVEL 4 시프 스쿼트
허벅지

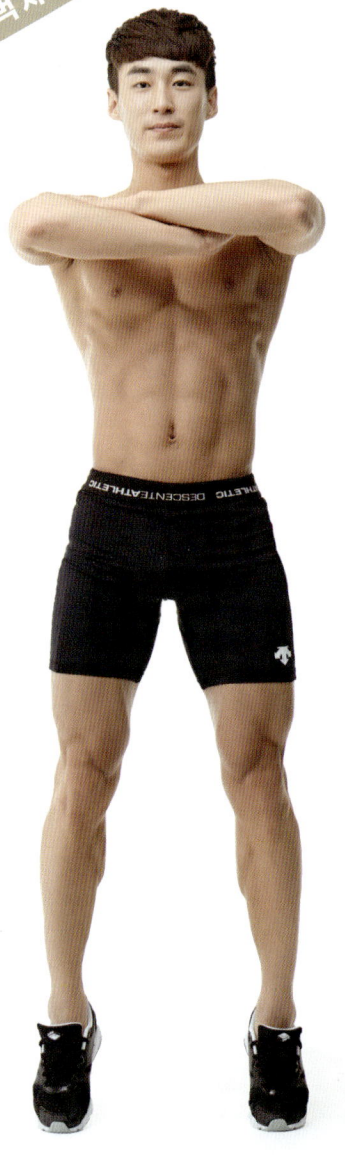
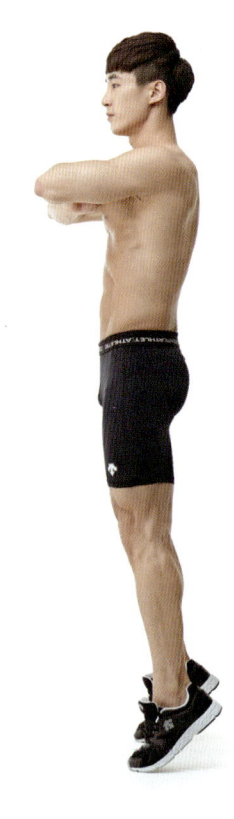

1 양팔은 팔짱을 껴서 어깨높이로 들고, 양발은 어깨너비로 벌리고 발꿈치를 들고 선다.

발꿈치를 들고 하는 스쿼트로 허벅지 앞쪽과 뒤쪽에 강한 자극이 가는 동작이다. 발꿈치를 들고 있기 때문에 신체 균형을 잡기 위해 하체 전체에 긴장이 되어 종아리와 허리까지 강화시켜주는 운동이다.

20회 / 5set

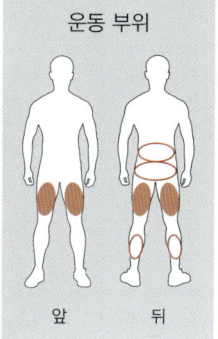

운동 부위

앞   뒤

10분에 100개 수행이 가능하면 'LEVEL 5'를 실시하세요.

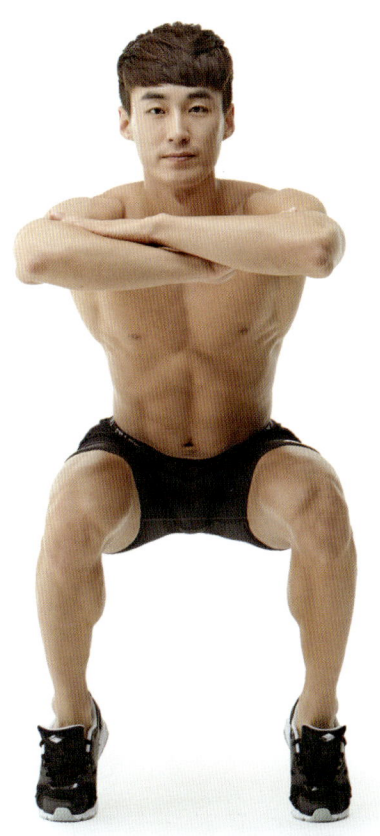
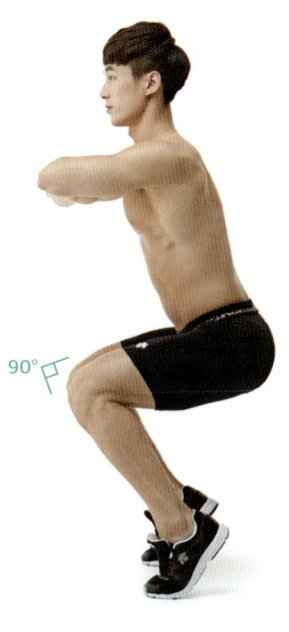

90°

2 숨을 들이마시면서 발꿈치를 든 채로 엉덩이를 뒤로 뺀다는 느낌으로 무릎을 90도로 구부린다. 숨을 내쉬면서 발 앞쪽에 힘을 주어 강하게 바닥을 밀면서 일어난다.

LEVEL 5 오버헤드 스쿼트

허벅지

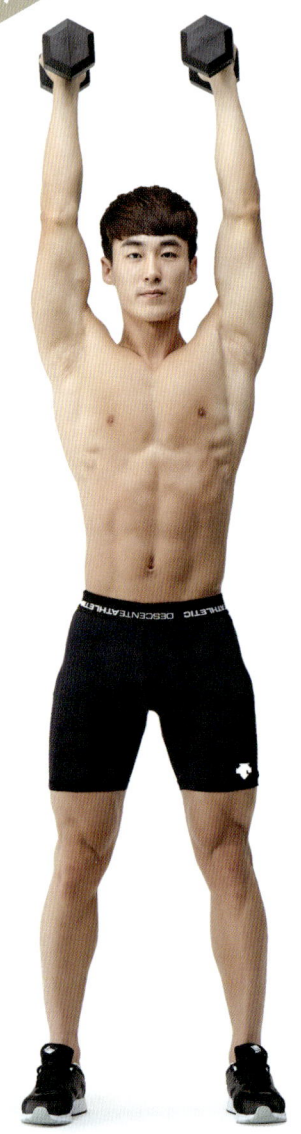
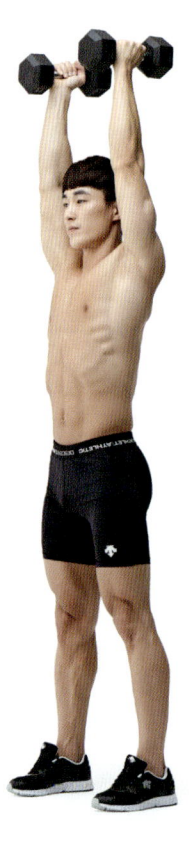

1 양손에 덤벨을 쥐고 머리 위로 들어 올리고, 양발은 어깨너비로 벌리고 선다.

양손에 덤벨을 쥐고 머리 위로 올려서 하는 스쿼트로 허벅지 전체를 강하게 키워주는 동작이다. 덤벨을 들고 있는 상체의 무게중심을 유지하기 위해 허리와 팔에도 힘이 들어가기 때문에 상·하체 모두를 발달시킬 수 있다.

20회 / 5set

10분에 100개 수행이 가능하면 'LEVEL 6'을 실시하세요.

운동 부위

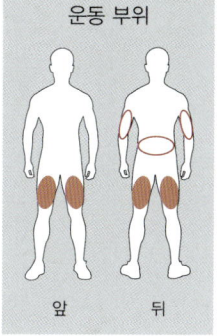

앞   뒤

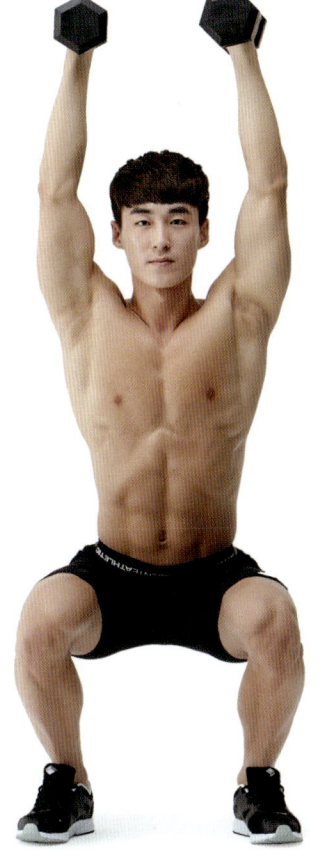

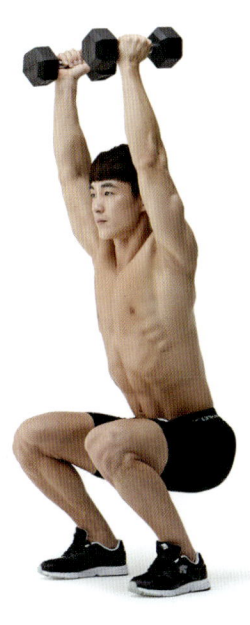

NG

덤벨을 든 양손이 몸과 수직을 이루도록 한다.

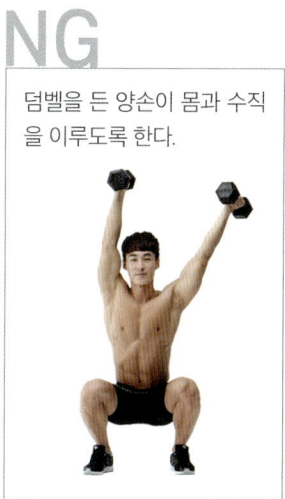

2 덤벨을 든 상태에서 숨을 들이마시면서 엉덩이를 뒤로 뺀다는 느낌으로 무릎을 90도로 구부리고, 숨을 내쉬면서 발 중앙에 힘을 주어 강하게 바닥을 밀면서 일어난다.

LEVEL 6 허벅지 — 시시 스쿼트

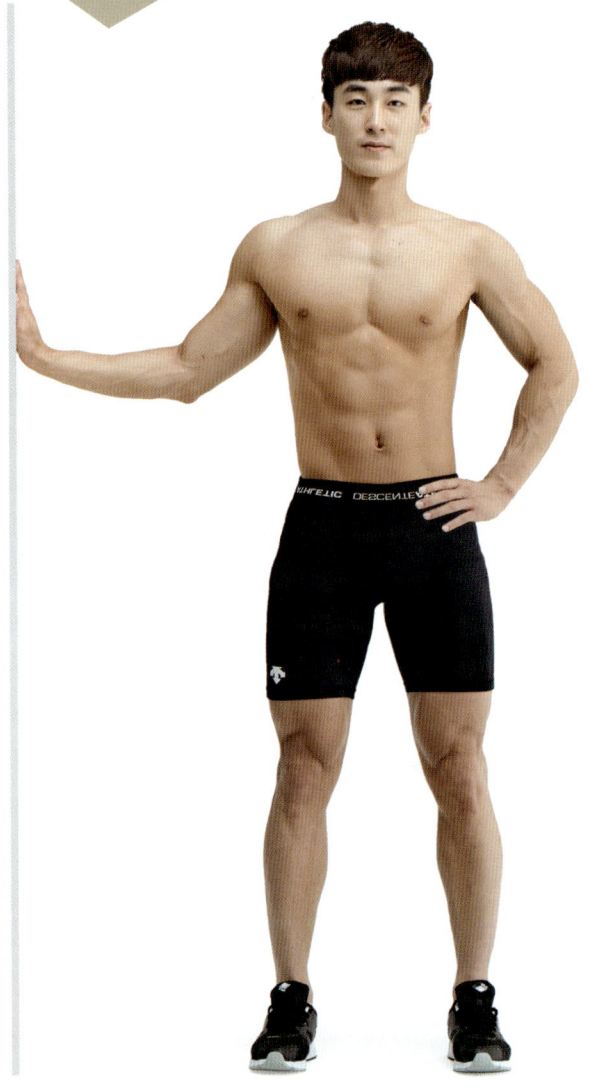
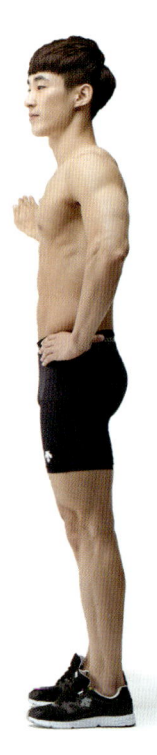

1 한쪽 손으로 벽이나 문고리를 잡고 반대쪽 손은 허리에 올린다. 양발은 어깨너비로 벌리고 선다.

서 있는 상태에서 벽을 짚고 상체를 뒤로 젖히면서 무릎을 굽히는 스쿼트로 코어 근육 중 하나인 척추기립근을 강화시키는 동작이다. 무릎에 무리가 많이 가기 때문에 운동 전에 무릎 스트레칭(p.20)을 반드시 실시한다.

20회 / 5set

10분에 100개 수행이 가능하면 'LEVEL 7'을 실시하세요.

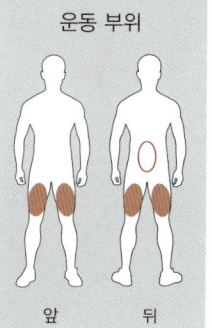

운동 부위

앞　뒤

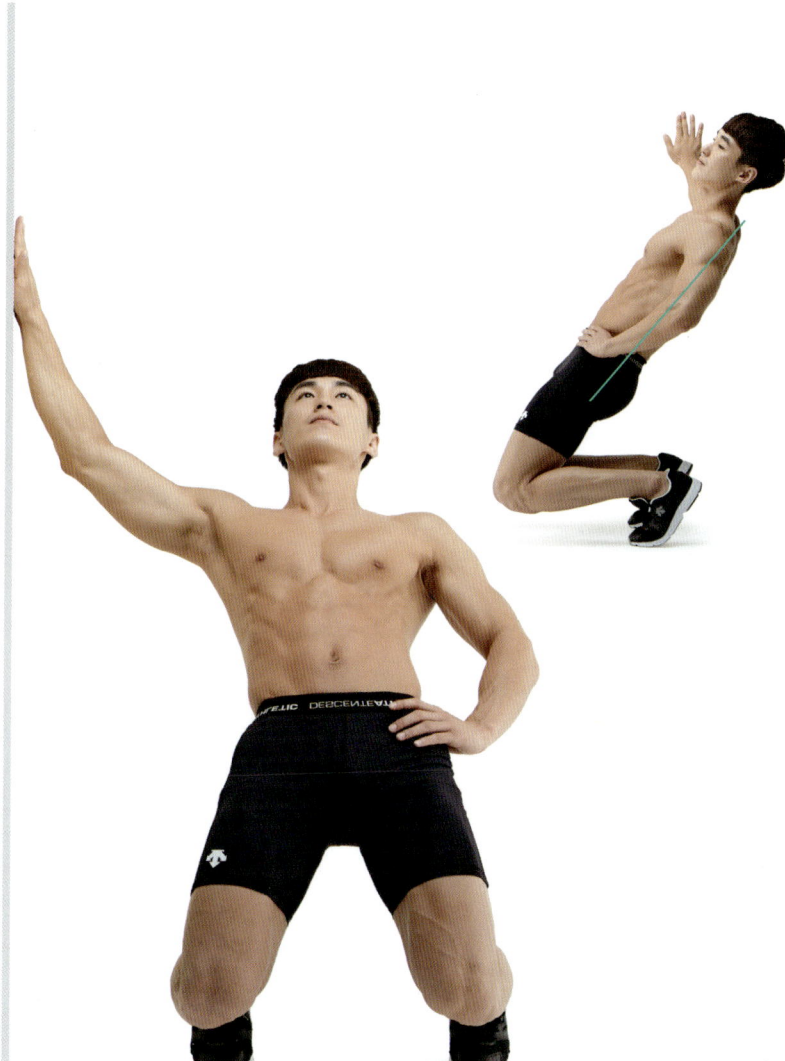

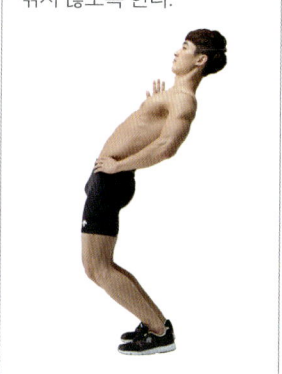

NG

무릎을 굽히지 않고 허리만 꺾지 않도록 한다.

2 숨을 들이마시면서 발꿈치를 들어 무릎은 앞으로 굽히고 상체는 뒤로 젖힌다. 이 때 어깨부터 허리까지 일직선이 되도록 한다. 숨을 내쉬면서 발 앞쪽에 힘을 주어 강하게 바닥을 밀면서 일어난다.

LEVEL 7 피스톨 스쿼트

허벅지

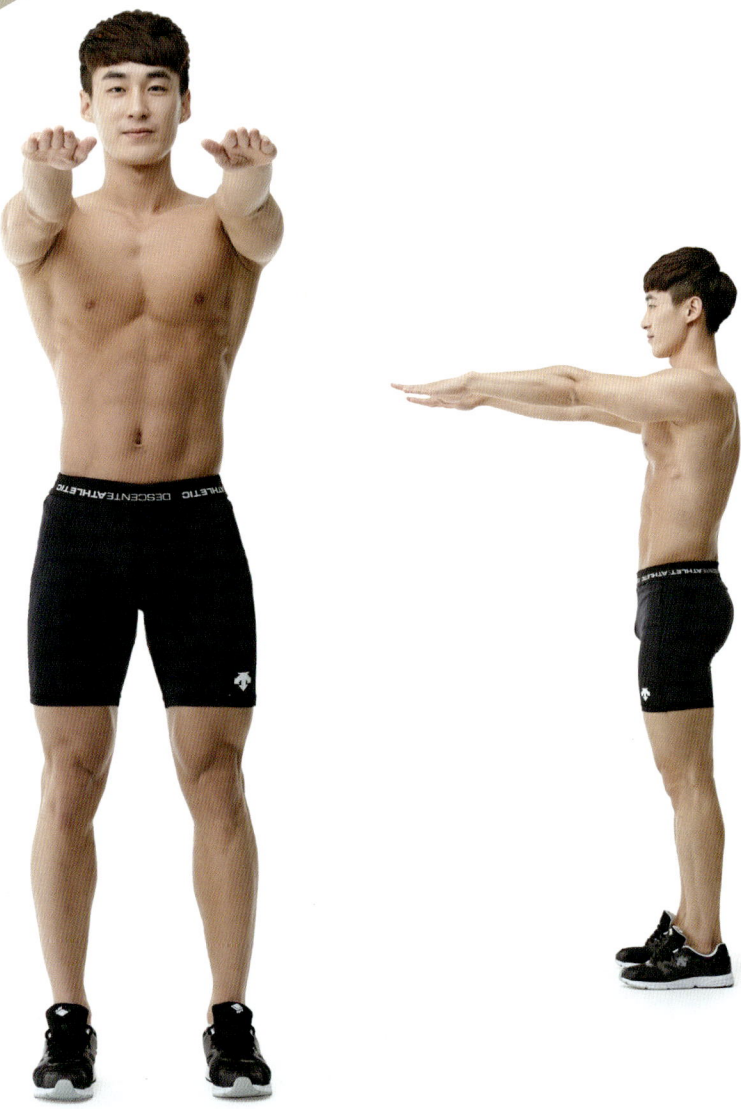

1 양손은 앞으로 나란히 뻗어 어깨높이로 들고, 양발은 어깨너비로 벌리고 선다.

한쪽 다리로 하는 스쿼트로 맨몸으로 하는 운동 중 허벅지에 가장 큰 자극을 주는 동작이다. 한쪽 다리로 몸의 균형을 잡기 위해 허리와 복근에도 지속적으로 긴장이 되기 때문에 함께 발달된다.

10회 / 5set

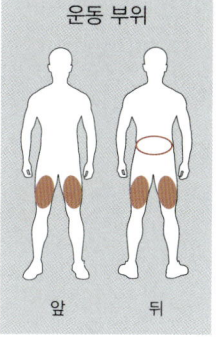
운동 부위
앞 뒤

10분에 50개 수행이 가능하면, 당신의 '허벅지'는 완벽하다!

TIP 하체의 무게중심을 좌우로 번갈아 실어서 하는 스쿼트의 경우 양쪽을 모두 실시하면 2회로 간주한다. 양쪽을 모두 수행한다는 조건으로 10회가 1세트로 총 50회를 수행하는 것을 레벨업 조건 개수로 지정한다.

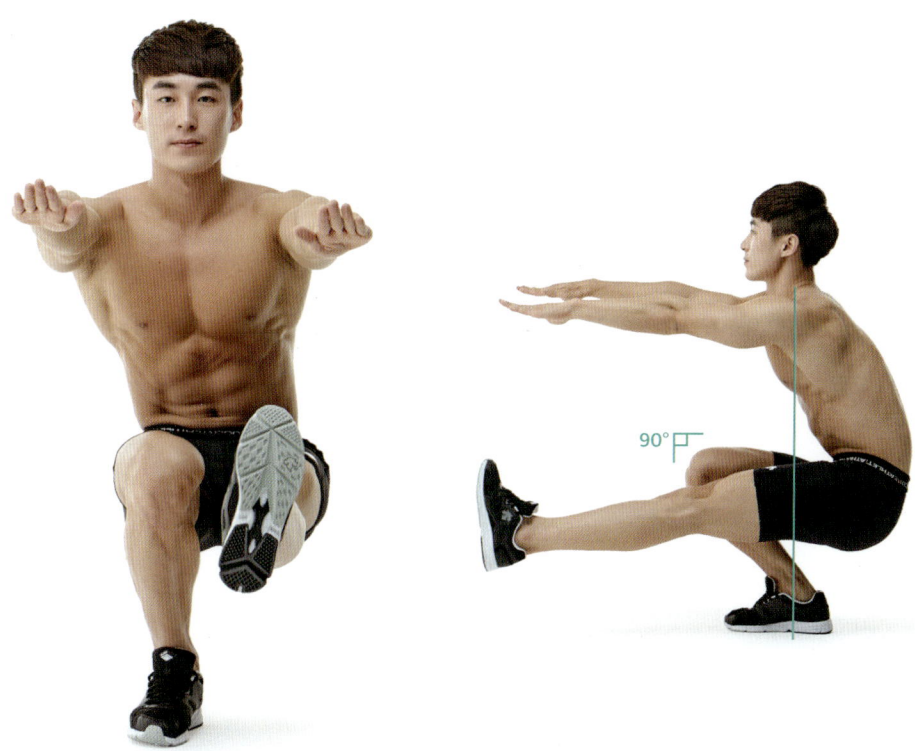

2 숨을 들이마시면서 엉덩이를 뒤로 뺀다는 느낌으로 왼쪽 다리는 앞으로 뻗고 오른쪽 다리만 90도로 구부린다. 숨을 내쉬면서 오른쪽 발 중앙에 힘을 주어 강하게 바닥을 밀면서 일어난다. 반대쪽도 동일하게 실시한다.

엉덩이

LEVEL 1	기본 스쿼트
LEVEL 2	와이드 스쿼트
LEVEL 3	우드촙 스쿼트
LEVEL 4	덤벨 스모 스쿼트
LEVEL 5	고블릿 스쿼트
LEVEL 6	인&아웃 점프 스쿼트
LEVEL 7	불가리안 스플릿 스쿼트

LEVEL 1 기본 스쿼트
엉덩이

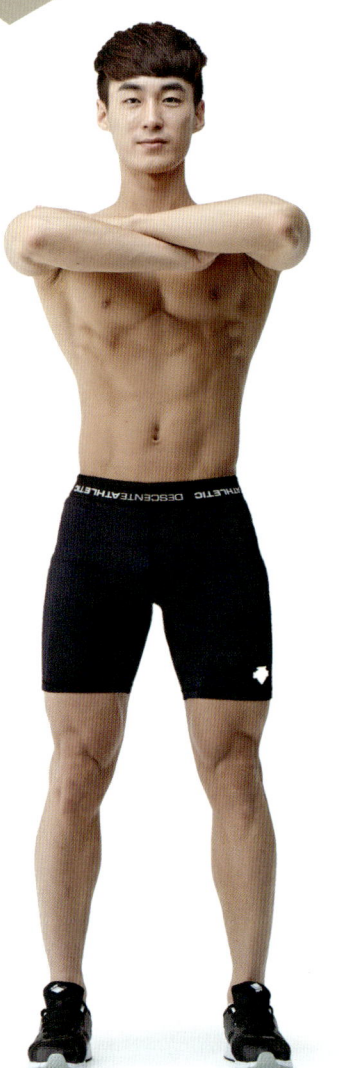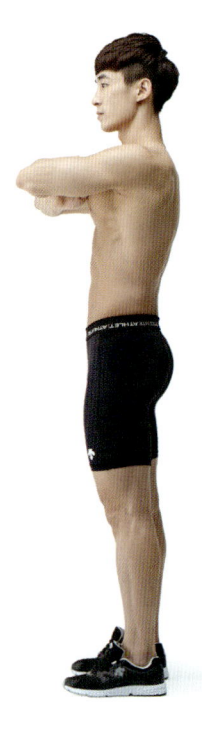

1 양팔은 팔짱을 껴서 어깨높이로 들고, 양발은 어깨너비로 벌리고 선다.

다리 힘으로 무릎을 구부렸다 펴면서 허벅지 근육을 수축, 이완시키는 동작으로 허벅지 안쪽과 바깥쪽, 엉덩이를 탄탄하게 해주고 허리 힘까지 키워주는 운동이다.

20회 / 5set

10분에 100개 수행이 가능하면 'LEVEL 2'를 실시하세요.

운동 부위

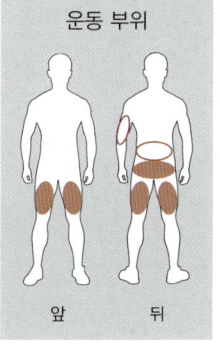

앞   뒤

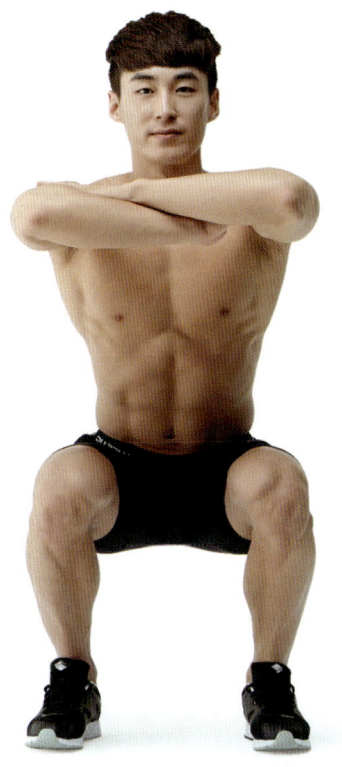

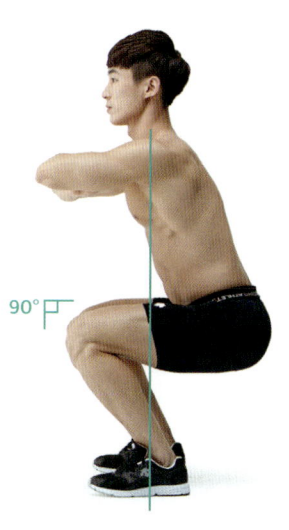

NG

발꿈치가 땅에서 떨어지거나 발바닥의 무게중심선보다 어깨선이 앞으로 나가지 않도록 한다.

2

숨을 들이마시면서 엉덩이를 뒤로 뺀다는 느낌으로 무릎을 90도로 구부리고, 숨을 내쉬면서 발 중앙에 힘을 주어 강하게 바닥을 밀면서 일어난다. 이때 발 중앙과 어깨선이 수직이 되도록 한다.

TIP 무릎을 구부리고 펼 때는 연속 동작으로 하며, 1회 동작 시간은 2~3초로 한다.

LEVEL 2 와이드 스쿼트
엉덩이

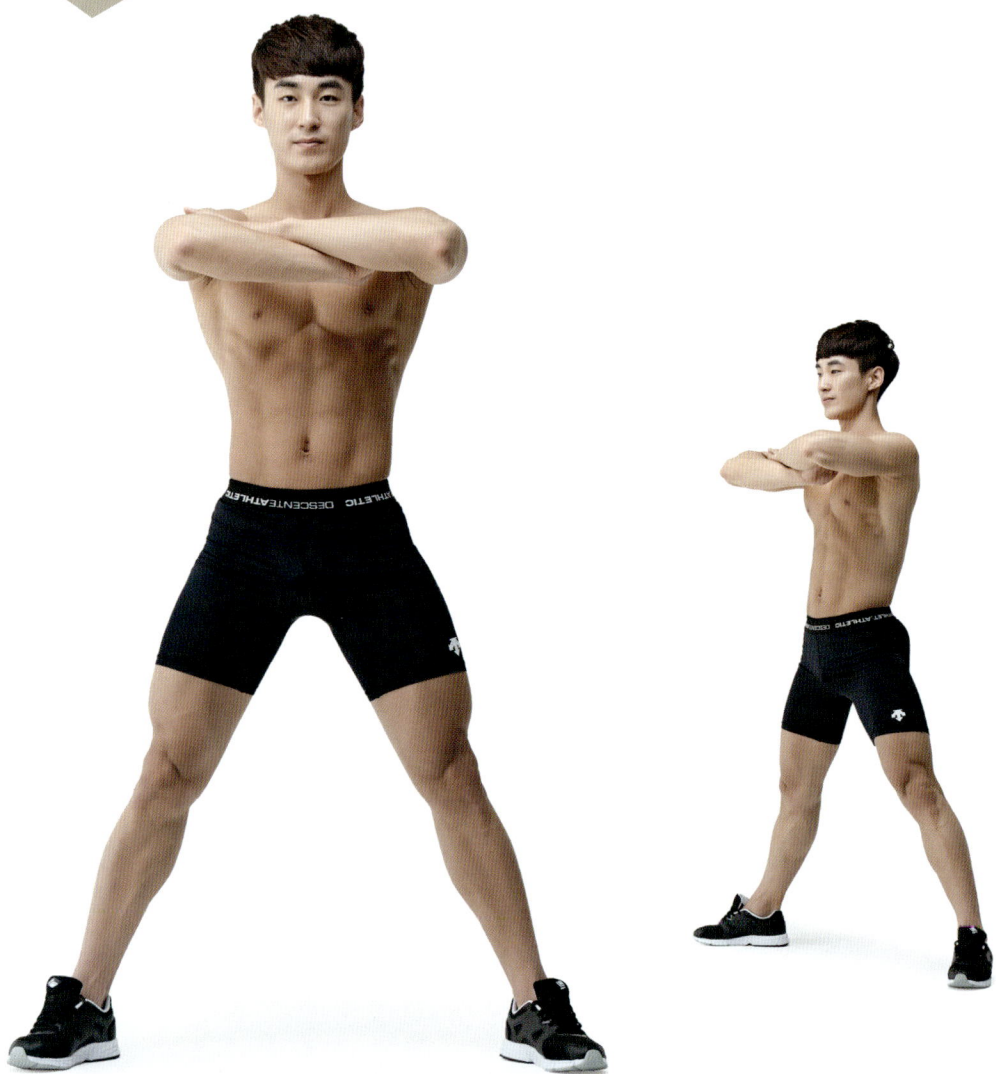

1 양팔은 팔짱을 껴서 어깨높이로 들고, 양발은 어깨너비의 2배로 벌리고 선다.

기본 스쿼트보다 다리를 넓게 벌려서 하는 스쿼트로 엉덩이의 맨 위에 붙어 있는 대둔근, 엉덩이 옆쪽과 허벅지 안쪽을 키울 수 있는 동작이다.

20회 / 5set

10분에 100개 수행이 가능하면 'LEVEL 3'을 실시하세요.

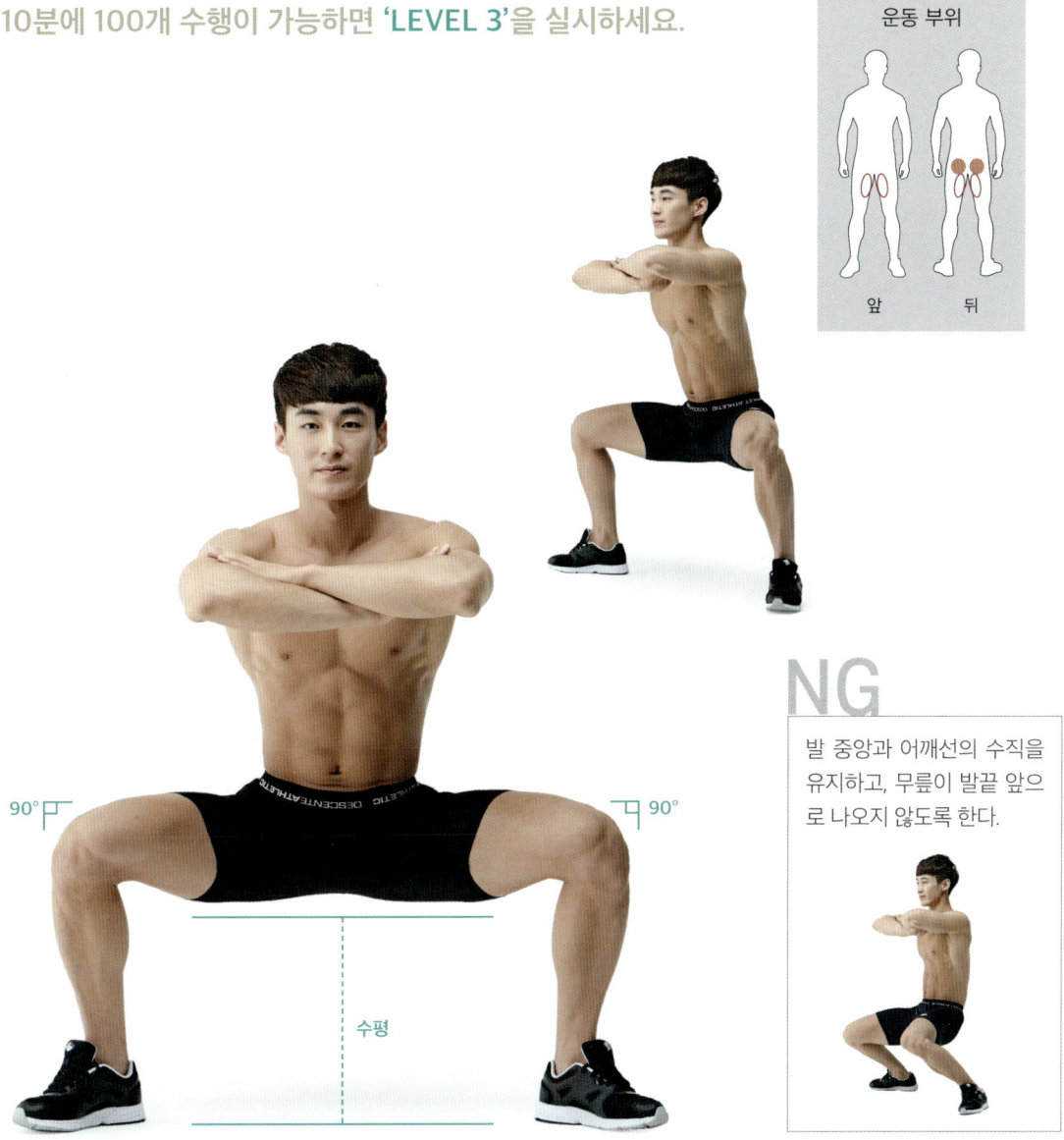

NG
발 중앙과 어깨선의 수직을 유지하고, 무릎이 발끝 앞으로 나오지 않도록 한다.

2 숨을 들이마시면서 엉덩이를 뒤로 뺀다는 느낌으로 무릎을 90도로 구부린다. 이때 허벅지와 지면이 수평이 되도록 한다. 숨을 내쉬면서 발 중앙에 힘을 주어 강하게 바닥을 밀면서 일어난다.

LEVEL 3 우드촙 스쿼트
엉덩이

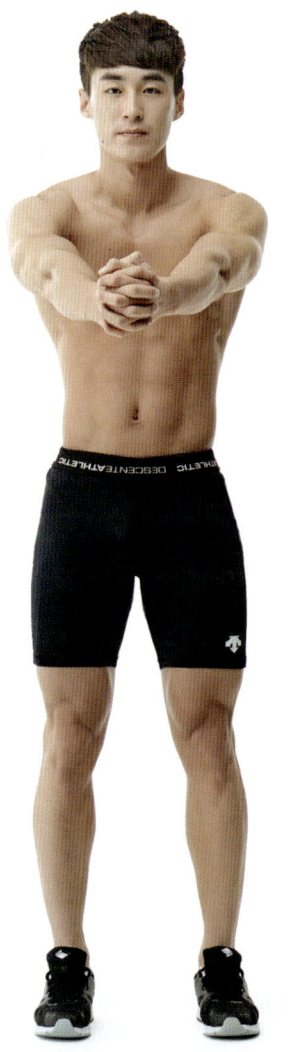
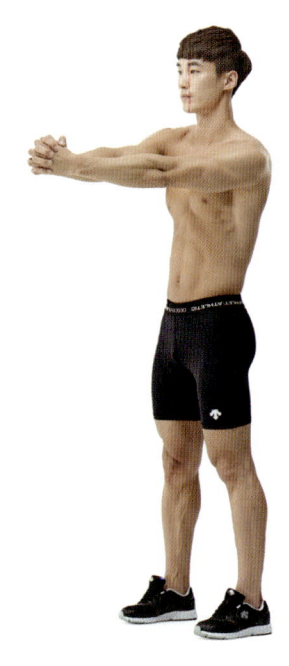

1 양손은 깍지를 껴서 정면으로 들고, 양발은 어깨너비로 벌리고 선다.

장작을 패는 동작에서 유래한 스쿼트로 양손을 깍지 껴서 높이 들었다가 내려치는 동작과 스쿼트 동작을 동시에 수행하는 운동이다. 상체가 좌우로 움직이면서 엉덩이와 허벅지 뒤쪽을 전반적으로 키울 수 있다.

20회 / 5set

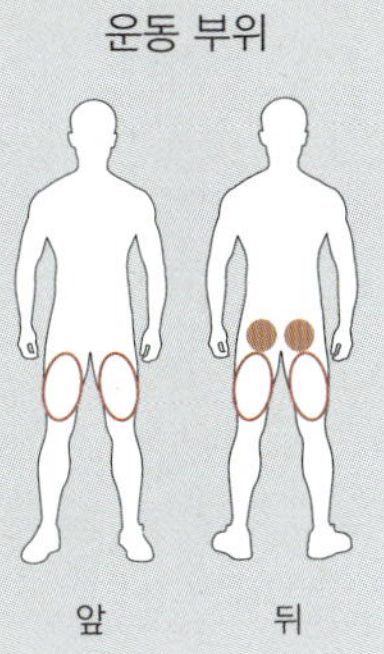

운동 부위
앞 / 뒤

10분에 100개 수행이 가능하면 'LEVEL 4'를 실시하세요.

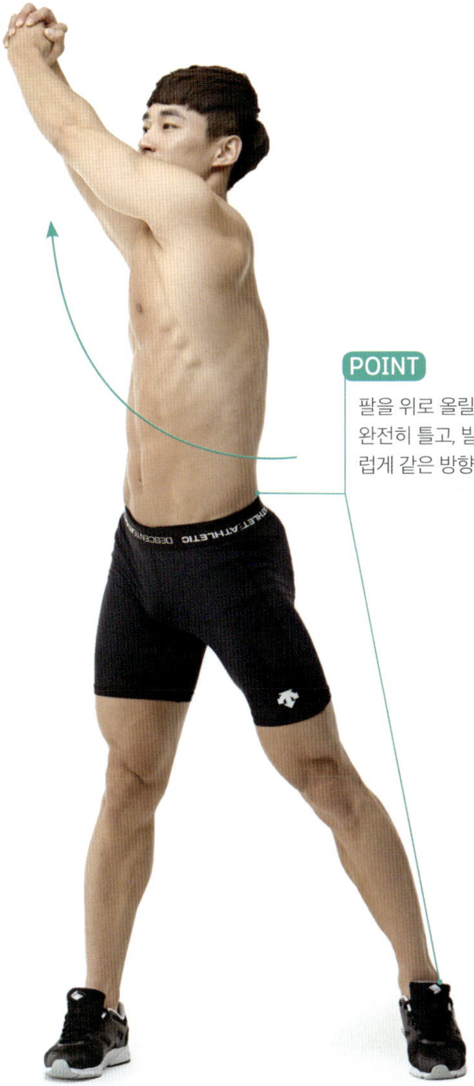

POINT
팔을 위로 올릴 때 허리를 완전히 틀고, 발도 자연스럽게 같은 방향으로 튼다.

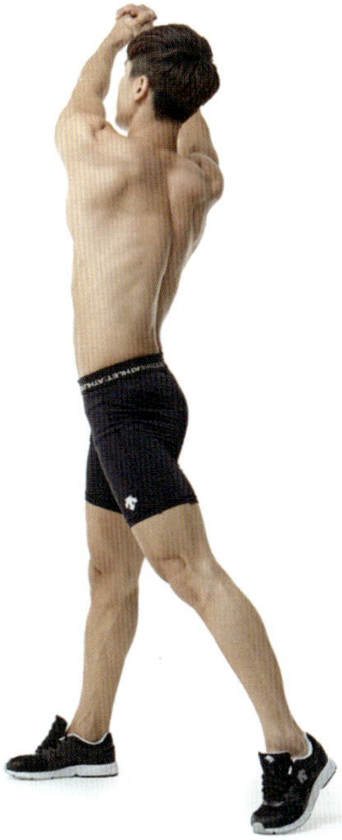

2 깍지 낀 양손을 오른쪽으로 45도 각도로 올린다. 이때 허리도 오른쪽으로 틀어 준다.

우드촙 스쿼트

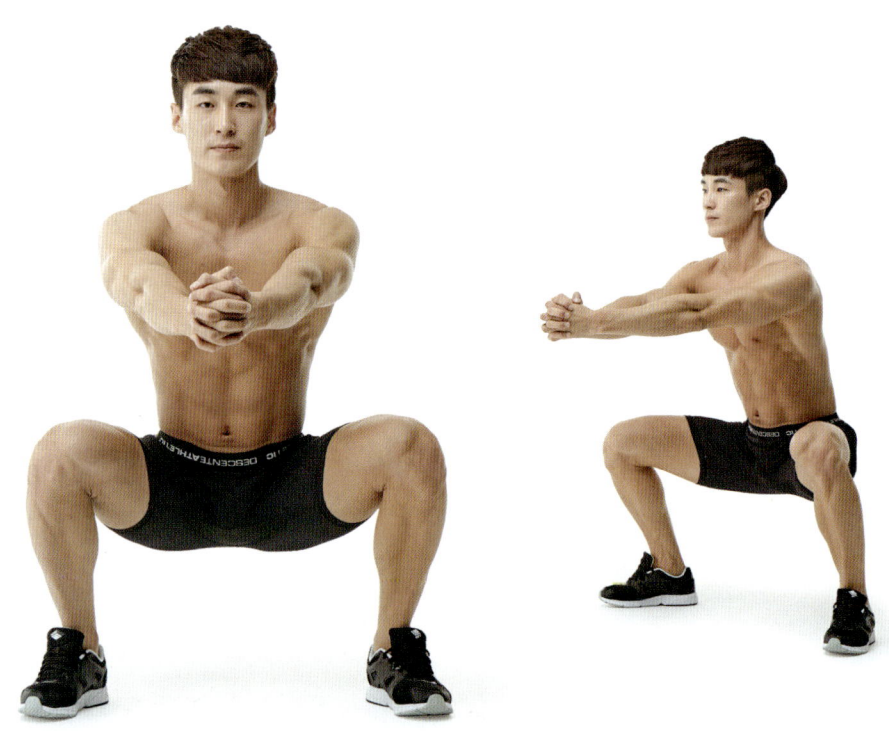

3 팔과 허리를 정면으로 돌리며 엉덩이를 뒤로 뺀다는 느낌으로 무릎을 90도로 구부린다.

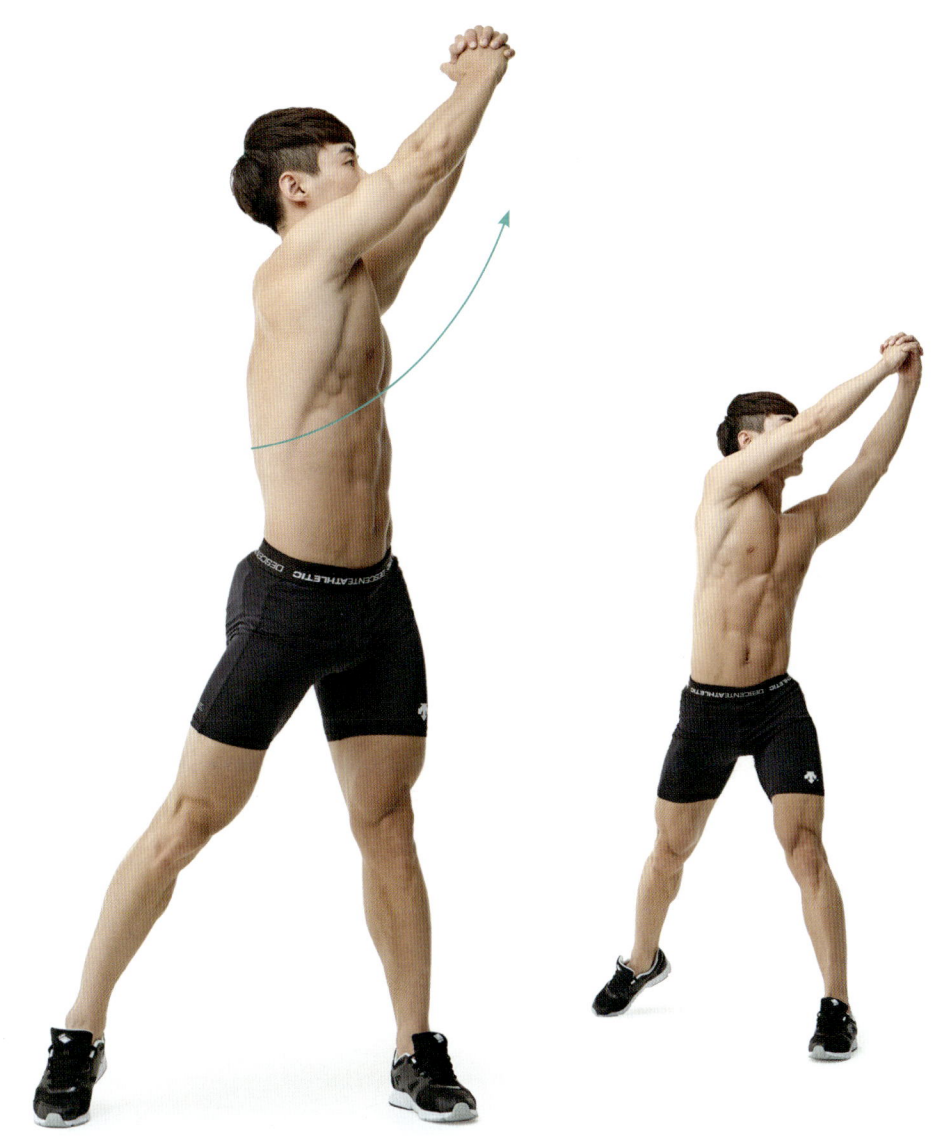

4 발 중앙에 힘을 주어 강하게 바닥을 밀면서 깍지 낀 양손을 왼쪽으로 45도 각도로 올린다. 이때 허리도 왼쪽으로 틀어준다.

TIP 1번으로 되돌아오지 않고, 4번 자세가 끝난 후 3번과 2번을 연속으로 실시한다.

LEVEL 4 덤벨 스모 스쿼트

엉덩이

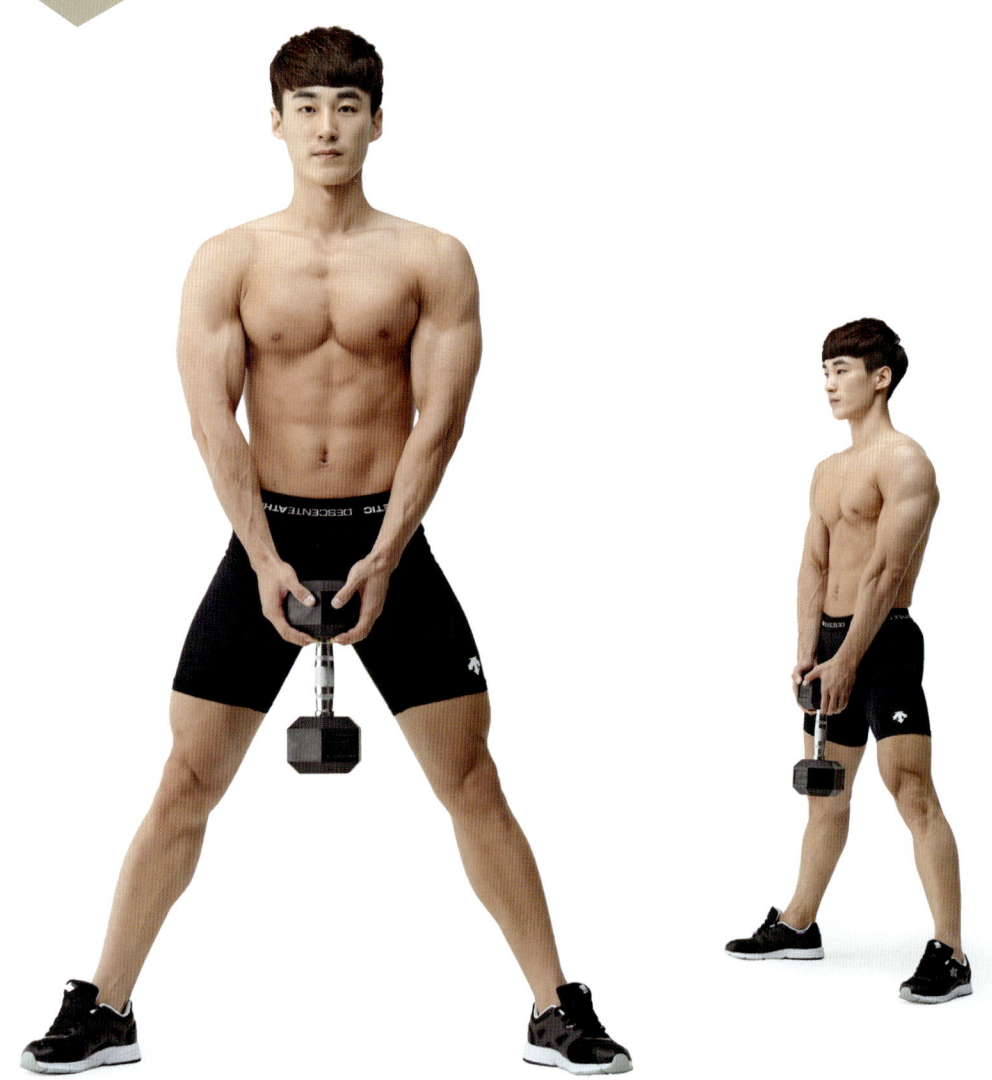

1 양손을 모아 덤벨을 쥐고 다리 가운데에 위치시킨다. 양발은 어깨너비의 2배로 벌리고 선다.

양손에 덤벨을 들고 하는 와이드 스쿼트로 덤벨로 인해 상체가 더 꼿꼿해지고 엉덩이 옆쪽과 허벅지 안쪽에 더 큰 자극을 주는 운동이다.

20회 / 5set

10분에 100개 수행이 가능하면 'LEVEL 5'를 실시하세요.

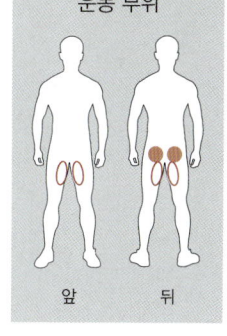

운동 부위

앞   뒤

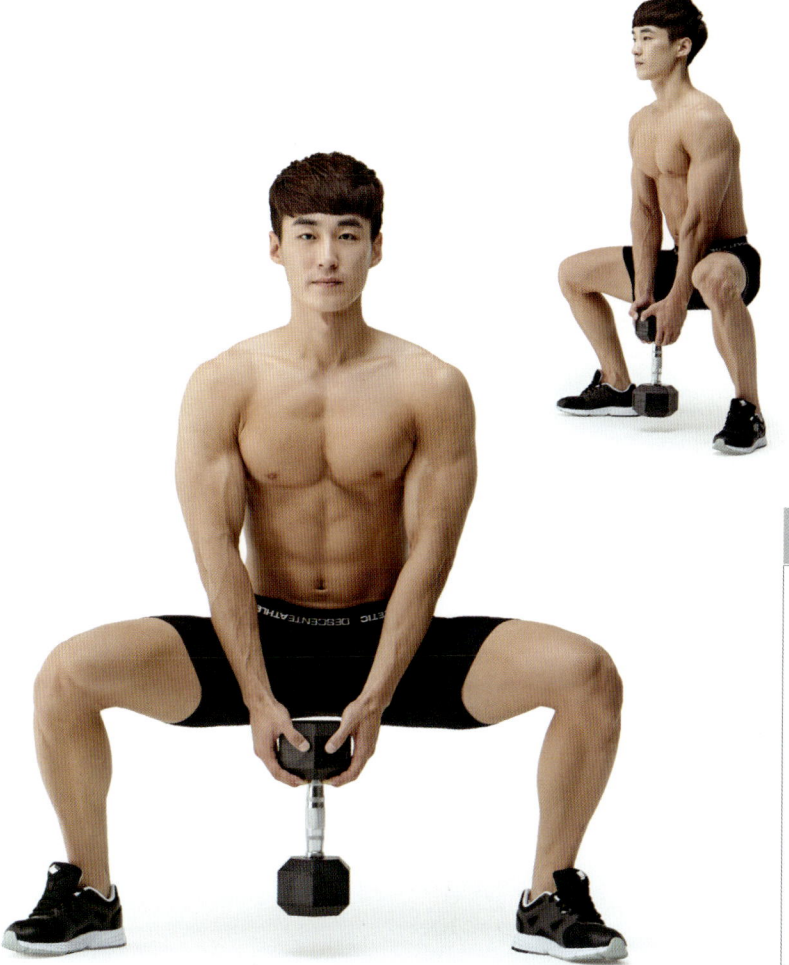

NG

무릎을 구부릴 때 허리가 굽지 않도록 한다.

2 숨을 들이마시면서 덤벨을 쥐고 있는 팔은 유지하며, 엉덩이를 뒤로 뺀다는 느낌으로 무릎을 90도로 구부린다. 이때 허벅지와 지면이 평행이 되도록 한다. 숨을 내쉬면서 발 중앙에 힘을 주어 강하게 바닥을 밀면서 일어난다.

LEVEL 5 고블릿 스쿼트

영덩이

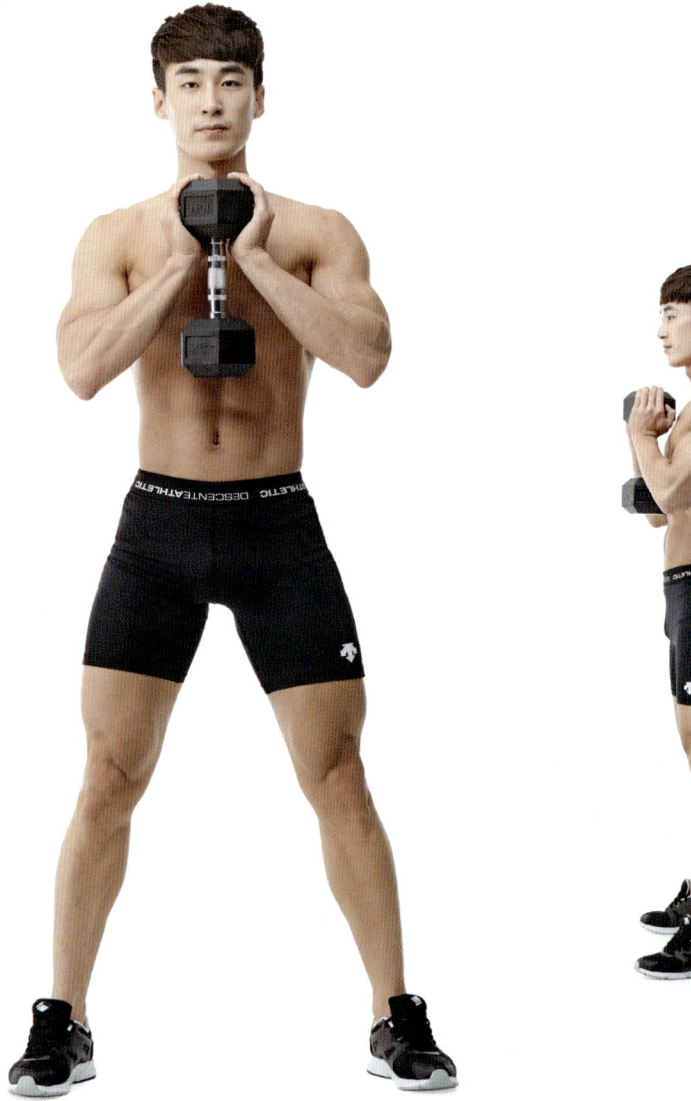

1 양손을 모아 덤벨을 쥐고 가슴 앞에 위치시킨다. 양발은 어깨너비보다 약간 넓게 벌리고 선다.

양손에 덤벨을 들고 하는 스쿼트로 엉덩이 옆쪽과 허벅지 안쪽에 더 큰 자극을 주는 운동이다. 무게중심이 아래쪽에 있는 덤벨 스모 스쿼트와 달리 덤벨을 위쪽으로 들고 하기 때문에 대둔근에 더 큰 자극을 준다.

20회 / 5set

10분에 100개 수행이 가능하면 'LEVEL 6'을 실시하세요.

운동 부위

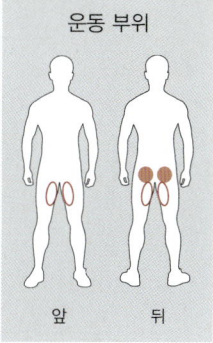

앞   뒤

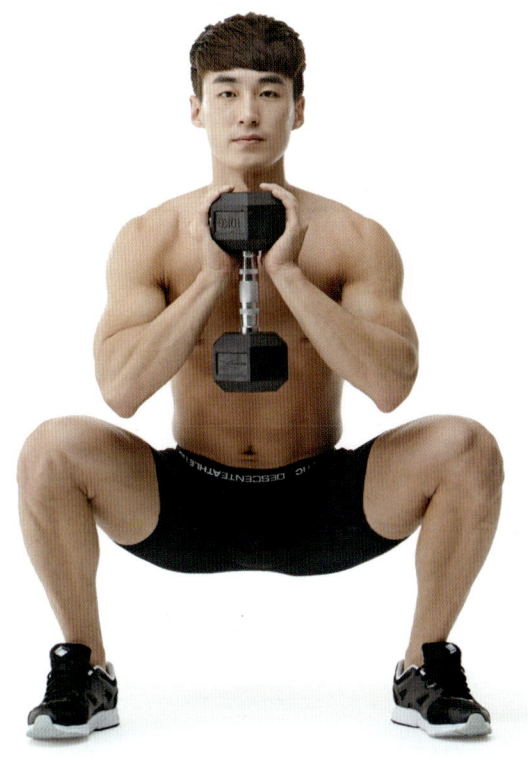
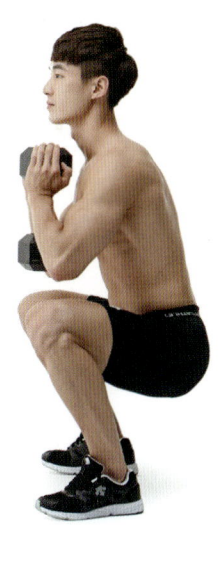

2 숨을 들이마시면서 덤벨을 쥐고 있는 팔은 유지하며, 엉덩이를 뒤로 뺀다는 느낌으로 무릎을 90도로 구부린다. 이때 허벅지와 지면이 평행이 되도록 한다. 숨을 내쉬면서 발 중앙에 힘을 주어 강하게 바닥을 밀면서 일어난다.

LEVEL 6 엉덩이 — 인&아웃 점프 스쿼트

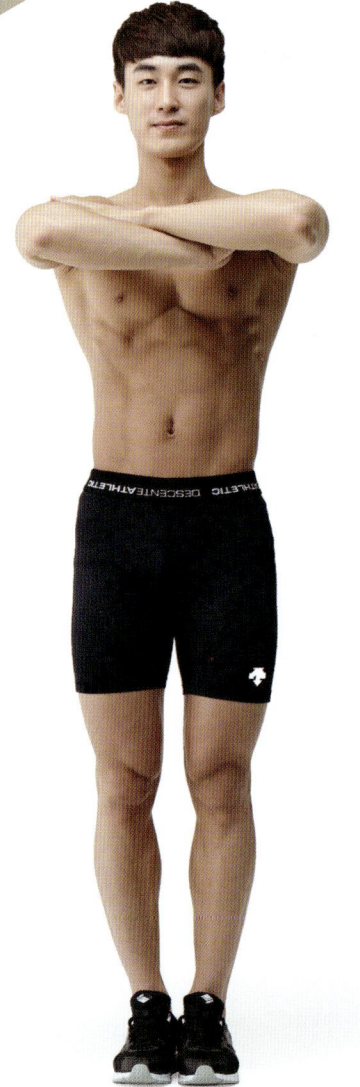
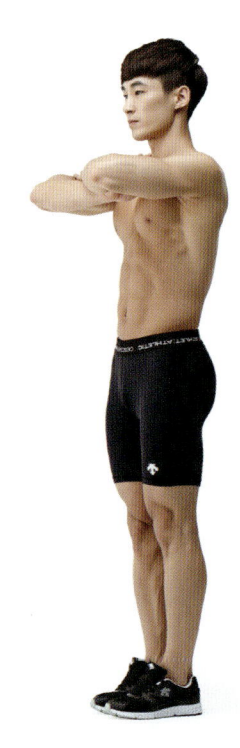

1 양팔은 팔짱을 껴서 어깨높이로 들고, 양발은 모아서 선다.

양발의 간격을 좁게, 넓게 반복하는 스쿼트로 엉덩이 근육을 강화시키는 데 큰 효과가 있는 동작이다. 엉덩이 근육은 물론 유산소운동 효과까지 있는 동작이다.

20회 / 5set

10분에 100개 수행이 가능하면 'LEVEL 7'을 실시하세요.

운동 부위

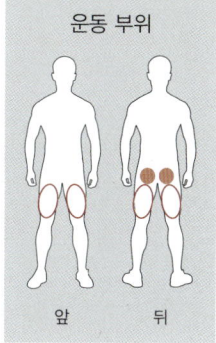

앞　　뒤

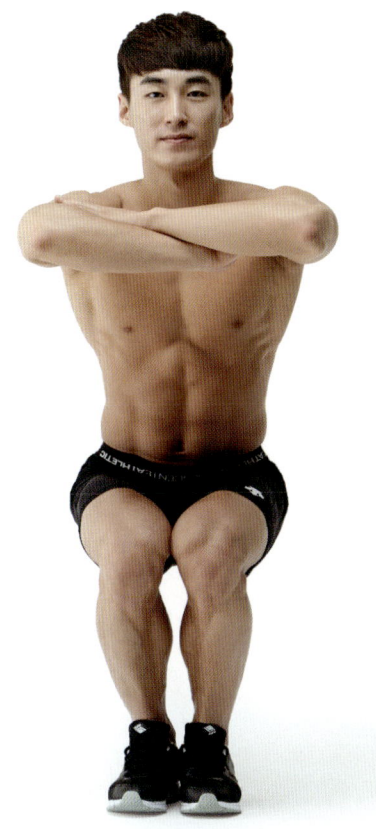

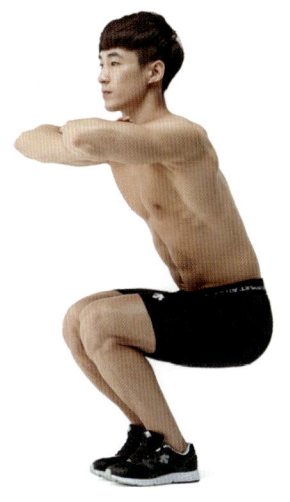

2 숨을 들이마시면서 엉덩이를 뒤로 뺀다는 느낌으로 무릎을 90도로 구부린다.

인&아웃 점프 스쿼트

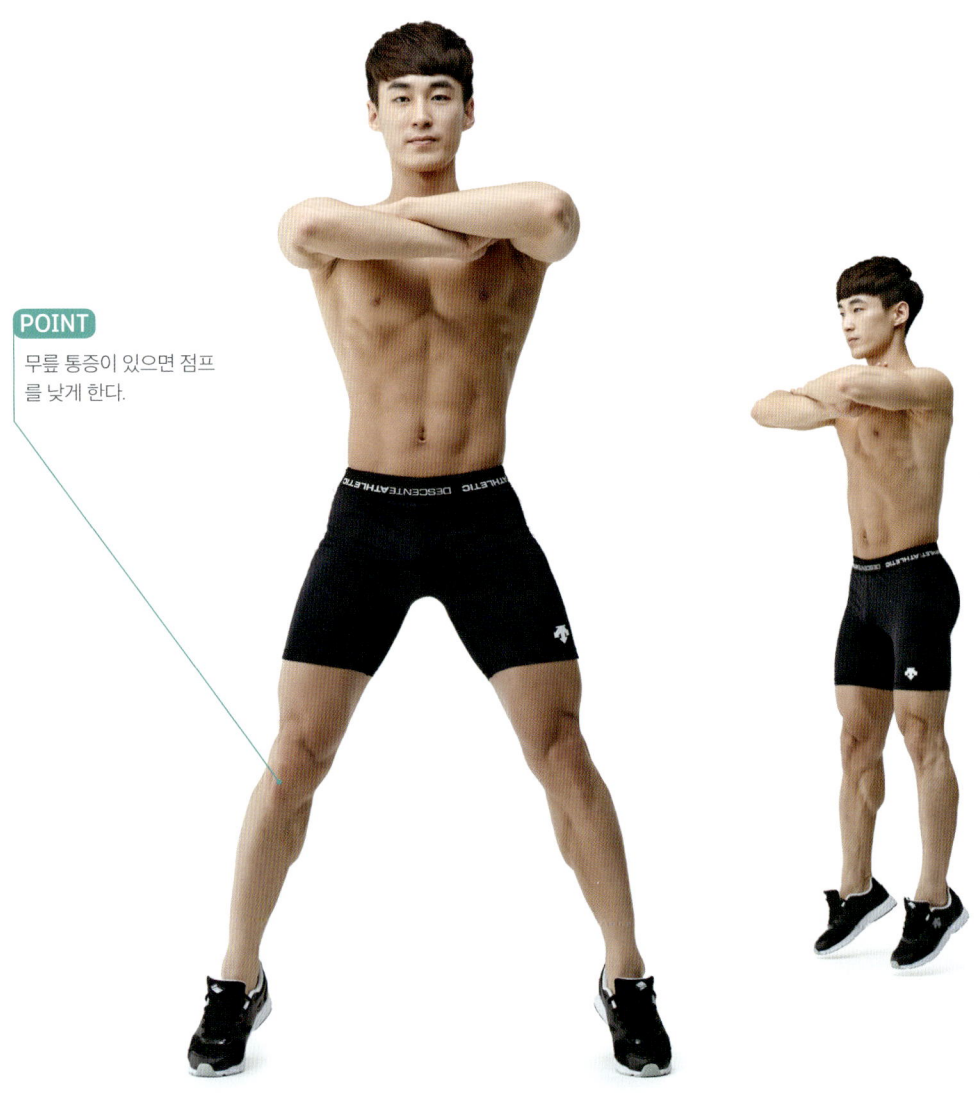

POINT
무릎 통증이 있으면 점프를 낮게 한다.

3 숨을 내쉬면서 발 중앙에 힘을 주어 강하게 바닥을 밀면서 제자리 점프를 한다. 이때 양발을 어깨너비보다 넓게 벌린다.

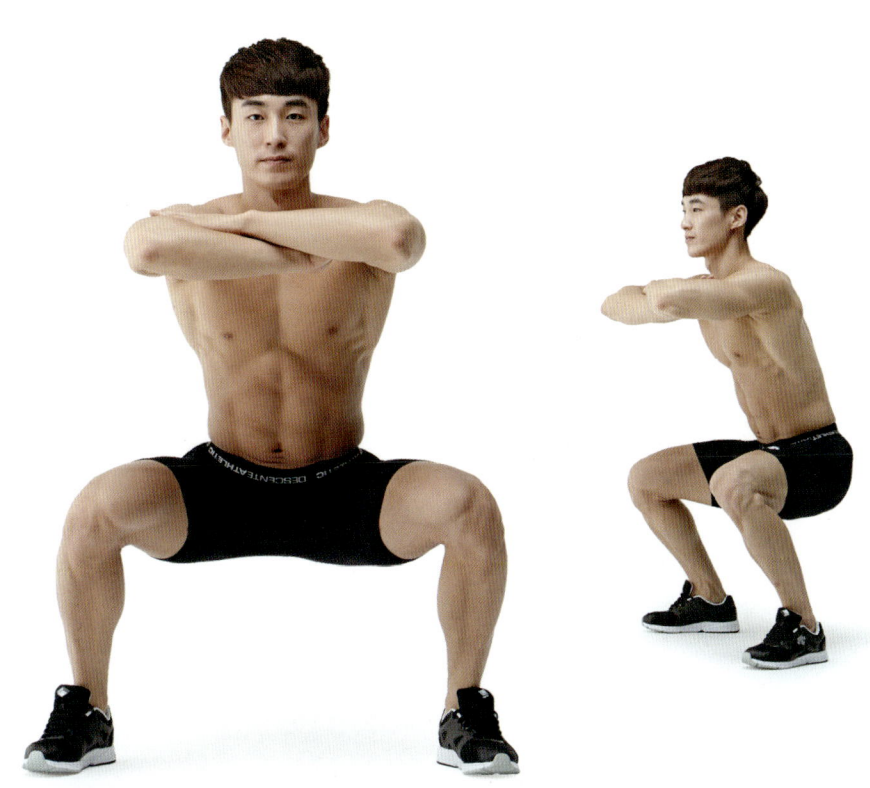

4 양발을 벌린 상태에서 다시 엉덩이를 뒤로 뺀다는 느낌으로 무릎을 구부리고, 다시 점프하면서 2번 자세로 바꾸며 연속으로 실시한다.

TIP 1번 동작으로 되돌아오지 않고 20회를 연속 수행한다.

LEVEL 7 불가리안 스플릿 스쿼트

엉덩이

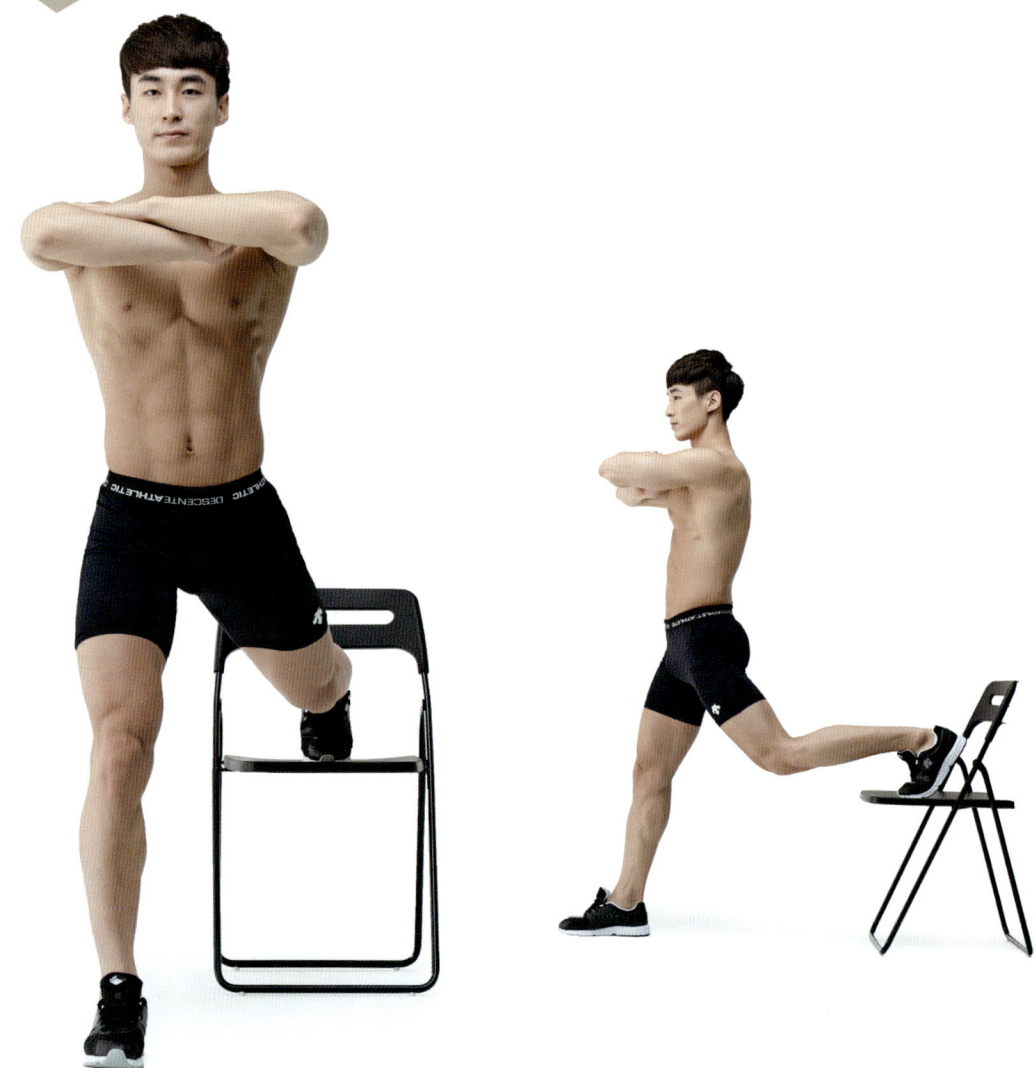

1 양팔은 팔짱을 껴서 어깨높이로 들고, 양발을 어깨너비로 벌린 후 왼발은 뒤로 빼서 의자 위에 올리고 선다.

한쪽 다리를 의자에 올려놓고 상체의 무게를 한쪽 다리로 버티는 스쿼트로 맨몸으로 하는 운동 중 엉덩이 옆쪽과 위쪽에 가장 큰 자극이 가는 운동이다. 엉덩이뿐만 아니라 허벅지와 허리, 종아리도 강화시켜준다.

10회 / 5set

10분에 50개 수행이 가능하면, 당신의 '엉덩이'는 완벽하다!

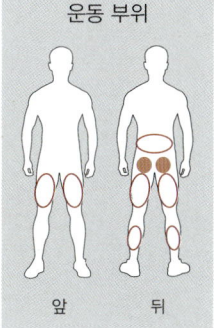

운동 부위

앞　뒤

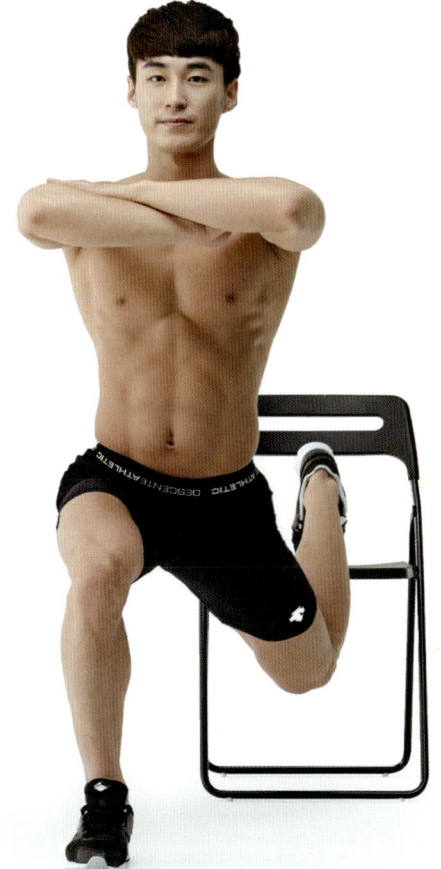
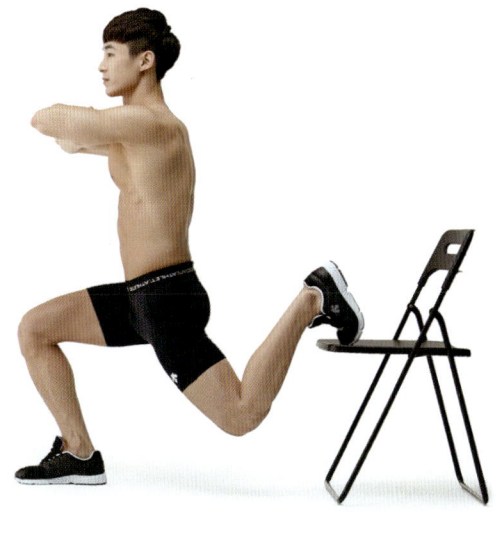

2

숨을 들이마시면서 무릎을 구부리고, 숨을 내쉬면서 오른발 중앙과 왼발 발끝에 힘을 주어 강하게 바닥과 의자를 밀면서 일어난다. 반대쪽도 동일하게 실시한다.

의상 협찬 데상트 (www.descente.co.kr)

힘콩의 푸쉬업 & 스쿼트 100

펴낸날 초판 1쇄 2016년 8월 25일 | 초판 5쇄 2018년 11월 5일

지은이 유석종 · 김성현

펴낸이 임호준
본부장 김소중
책임 편집 안진숙 | 편집 1팀 윤혜민
디자인 왕윤경 김효숙 정윤경 | 마케팅 정영주 길보민 김혜민
경영지원 나은혜 박석호 | IT 운영팀 표형원 이용직 김준홍 권지선

사진 김범경
인쇄 (주)웰컴피앤피

펴낸곳 비타북스 | 발행처 (주)헬스조선 | 출판등록 제2-4324호 2006년 1월 12일
주소 서울특별시 중구 세종대로 21길 30 | 전화 (02) 724-7698 | 팩스 (02) 722-9339
포스트 post.naver.com/vita_books | 블로그 blog.naver.com/vita_books | 인스타그램 @vitabooks_official

ⓒ 유석종 · 김성현, 2016

이 책은 저작권법에 따라 보호를 받는 저작물이므로 무단 전재와 무단 복제를 금지하며,
이 책 내용이 전부 또는 일부를 이용하려면 반드시 저작권자와 (주)헬스조선의 서면 동의를 받아야 합니다.
책값은 뒤표지에 있습니다. 잘못된 책은 바꾸어 드립니다.

ISBN 979-11-5846-113-3 13690

- 이 도서의 국립중앙도서관 출판예정도서목록(CIP)은 서지정보유통지원시스템 홈페이지(http://seoji.nl.go.kr)와
  국가자료공동목록시스템(http://www.nl.go.kr/kolisnet)에서 이용하실 수 있습니다. (CIP제어번호: CIP2016019198)

- 비타북스는 독자 여러분의 책에 대한 아이디어와 원고 투고를 기다리고 있습니다.
  책 출간을 원하시는 분은 이메일 vbook@chosun.com으로 간단한 개요와 취지, 연락처 등을 보내주세요.

비타북스 는 건강한 몸과 아름다운 삶을 생각하는 (주)헬스조선의 출판 브랜드입니다.